169

Anaesthesiologie und Intensivmedizin
Anaesthesiology
and Intensive Care Medicine

vormals „Anaesthesiologie und Wiederbelebung"
begründet von R. Frey, F. Kern und O. Mayrhofer

Herausgeber:
H. Bergmann · Linz (Schriftleiter)
J.B. Brückner · Berlin   M. Gemperle · Genève
W.F. Henschel · Bremen   O. Mayrhofer · Wien
K. Meßmer · Heidelberg   K. Peter · München

H. Laubenthal

Dextrananaphylaxie, Pathomechanismus und Prophylaxe

Ergebnisse einer multizentrischen, klinischen Studie

Mit einem Geleitwort von K. Meßmer und K. Peter

Mit 9 Abbildungen und 32 Tabellen

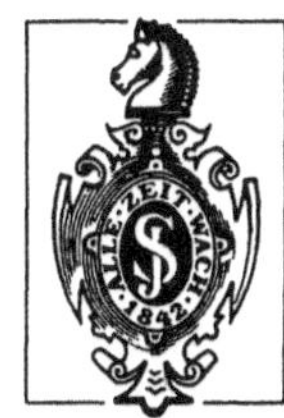

Springer-Verlag
Berlin Heidelberg New York Tokyo

Priv.-Doz. Dr. med. Heinz Laubenthal
Ludwig-Maximilians-Universität München
Klinikum Großhadern, Institut für Anaesthesiologie
Marchioninistraße 15, 8000 München 70

ISBN-13:978-3-540-13706-1   e-ISBN-13:978-3-642-69952-8
DOI: 10.1007/978-3-642-69952-8

CIP-Kurztitelaufnahme der Deutschen Bibliothek
Laubenthal, Heinz: Dextrananaphylaxie, Pathomechanismus und Prophylaxe:
Ergebnisse e. multizentr., klin. Studie / H. Laubenthal. —
Berlin; Heidelberg; New York; Tokyo: Springer, 1986
(Anaesthesiologie und Intensivmedizin; 169)
ISBN-13:978-3-540-13706-1

NE: GT

Geleitwort

Kolloidale Infusionslösungen sind wesentlicher Bestandteil der primären Volumenersatztherapie, sie sind erforderlich für die prä- und intraoperative Hämodilution und werden in zunehmendem Umfange zur Induktion einer Hämodilution bei peripheren und zerebralen Durchblutungsstörungen angewandt. Unter den Kolloiden kommt den Lösungen von Dextran 60 und Dextran 40 aufgrund der sicheren Volumeneffekte, der günstigen Wirkung auf die Fließeigenschaften des Blutes und die Mikrozirkulation und ihrer sicheren antithrombotischen Wirkung besondere Bedeutung zu. Allen Kolloiden gemeinsam sind Unverträglichkeitsreaktionen anaphylaktoider bzw. anaphylaktischer Natur, die mit einer Häufigkeit von etwa 1% auftreten, jedoch im Einzelfall von lebensbedrohendem Charakter sein können. Schwere Zwischenfälle mit z. T. letalem Ausgang sind immer wieder nach Infusion von wenigen Millilitern Dextran berichtet worden, diese Nebenwirkungen haben die Anwendung von Dextran in den letzten Jahren stark belastet.

Aus diesem Grunde wurden vor etwa 15 Jahren von der Arbeitsgruppe Meßmer, Richter und Hedin systematische Untersuchungen zur Frage des Pathomechanismus und einer möglichen Prävention dieser Reaktion aufgenommen. Im Band 111 dieser Reihe hat Johannes Ring die Ergebnisse einer multizentrischen Studie zur Frage anaphylaktoider Reaktionen nach Infusion natürlicher und künstlicher Kolloide vorgelegt. Erstmals war in dieser Studie gezeigt worden, daß im Serum von Patienten, die eine schwere anaphylaktoide Reaktion nach Infusion von Dextran erlitten haben, Titer gegen Dextran gerichteter Antikörper nachweisbar sind.

Aufgrund tierexperimenteller Befunde und der Analyse von Seren von Patienten, bei denen nach Dextraninfusion Unverträglichkeitsreaktionen aufgetreten waren, konnte eine kausale Beteiligung solcher dextranreaktiver Antikörper (DRA) an diesen Nebenwirkungen postuliert werden. Auf Anregung von Wolfgang Richter (Uppsala) wurden am Institut für Chirurgische Forschung in Münschen beim Hund dextranreaktive Antikörper induziert; die intravenöse Injektion von nur 1 ml Dextran 60 führte bei diesen Tieren zu Unverträglichkeitsreaktionen unterschiedlicher Schweregrade mit vergleichbaren Symptomen, wie sie beim Patienten beobachtet wurden. Parallel dazu konnte nachgewiesen werden, daß zwischen Schweregrad der dextraninduzierten anaphylaktoiden Reaktion (DIAR) bei Patienten und der Höhe der spontanen DRA-Titer, eine positive Beziehung besteht.

Auf der Basis dieser experimentellen und klinischen Befunde wurde die Arbeitshypothese entwickelt, daß der schweren DIAR eine durch zirkulierende präformierte dextranreaktive Antikörper ausgelöste Aggregatanaphylaxie zugrunde liegen müsse. Bei Richtigkeit dieser Hypothese sollten sich schwere DIARs durch das Prinzip der Hemmung mit monovalentem Hapten verhindern lassen. Nachdem bei zwei Tierspezies die Wirksamkeit der Prophylaxe mit monovalentem Haptendextran zur Verhinderung der DIAR nachgewiesen war, mußte die Anwendbarkeit und Effektivität dieses Prinzips in einer klinischen Studie geprüft werden. Die statistische Planung ergab, daß für den Nachweis der Wirksamkeit der Haptenprophylaxe etwa 100000 Patienten untersucht werden mußten, was nur im Rahmen einer überregionalen, multizentrischen, prospektiven Studie möglich war. Die internationale multizentrische Haptenstudie wurde koordiniert von K. Meßmer, München; die Koordination in der Schweiz oblag U. F. Gruber, Basel, in Skandinavien H. Renck und K. G. Ljungström (Uppsala/Stockholm).

Die multizentrische Studie in der Bundesrepublik Deutschland wurde von Herrn PD Dr. med. H. Laubenthal betreut; er war verantwortlich für die Durchführung, Erfassung und Auswertung der Daten von insgesamt 37061 Patienten, die an 17 Kliniken unterschiedlicher Größenordnung und regionaler Verteilung mit Haptendextran behandelt worden sind.

In seiner Monographie stellt Herr PD Laubenthal die Grundlagen der Konzeption und Durchführung dieser prospektiven, multizentrischen Studie sowie deren Gesamtergebnisse dar. Diese Arbeit ist von der Medizinischen Fakultät der Ludwig-Maximilians-Universität München als Habilitationsschrift im Fache Anästhesiologie angenommen und mit dem Förderpreis der Universität für das Jahr 1985 ausgezeichnet worden.

Die Gesamtergebnisse der Arbeitsgruppe Gruber, Basel; Hedin, Uppsala; Kraft, Wien; Laubenthal, München; Ljungström, Stockholm; Meßmer, München/Heidelberg; Peter, München und Richter, Uppsala, haben zur Aufklärung des Pathomechanismus der schweren dextraninduzierten Unverträglichkeitsreaktion geführt: es handelt sich bei der DIAR um eine Aggregatanaphylaxie, die durch Hemmung der dextranreaktiven Antikörper durch monovalentes Haptendextran verhindert bzw. abgeschwächt werden kann.

Die Aufklärung des Pathomechanismus und die Entwicklung einer wirksamen generellen Prophylaxe im Zeitraum von 15 Jahren stellt ein gutes Beispiel einer erfolgreichen interdisziplinären Kooperation zwischen universitären Forschungseinrichtungen und der Industrie dar.

Die vorliegende Arbeit von Herrn PD Dr. med. H. Laubenthal gibt derzeit die beste Übersicht zum Thema und erlaubt darüber hinaus Einblicke, welche Probleme bei der Durchführung einer großen multizentrisch-prospektiven Studie zur Frage der Erfassung von Arzneimittelnebenwirkungen überwunden werden müssen.

Wir hoffen, daß diese Arbeit zum Ausgangspunkt weiterer Untersuchungen zur Verbesserung der Sicherheit und Effektivität der für die Therapie unentbehrlichen kolloidalen Volumenersatzmittellösungen werden kann.

Heidelberg und München, im März 1986   K. Meßmer und K. Peter

Danksagung

Initiative, Weitsicht und konstruktive Kritik zahlreicher Wissenschaftler haben Planung, Durchführung und erfolgreichen Abschluß der vorliegenden klinischen Studie ermöglicht. Die Ergebnisse dieser Studie finden heute jedoch nur deswegen Anwendung in der klinischen Praxis, weil viele Kolleginnen, Kollegen und deren Mitarbeiter über mehrere Jahre mitgeholfen haben, die immense Zahl von Patientendaten zusammenzutragen.

All denen, die zum Gelingen der Studie beigetragen haben, gilt an dieser Stelle mein herzlicher Dank.

Herr Prof. Dr. K. Peter, mein Chef, war der vorausschauende Initiator dieser Studie in der Klinik. Er ermöglichte mir über Jahre hinweg die hauptamtliche Betreuung der Arbeit. Seiner menschlichen Führung und seiner steten dynamischen Unterstützung danke ich es, daß die vielen, bei einer klinischen Studie tagtäglich auftretenden Schwierigkeiten bewältigt werden konnten.

Herr Prof. Dr. K. Meßmer hat das Prinzip der Haptenhemmung zur Verhinderung der Dextrananaphylaxie von Herrn Prof. Dr. W. Richter und Frau Dr. H. Hedin aufgegriffen und zunächst mit Frau Dr. C. Mendler bei einem klinikrelevanten Tiermodell geprüft. Er ist der geistige Vater und der Koordinator der internationalen, klinischen Studie mit Haptendextran. Es bedurfte seines umfassenden medizinischen Wissens und seines klaren, wissenschaftlichen Konzepts, daß diese Studie begonnen, trotz spezifischer Erschwernisse — sehr große Anzahl von Patienten, keine Kontrollgruppe — durchgeführt und mit Erfolg abgeschlossen werden konnte. Von Herrn Prof. Meßmer lernte ich die Grundzüge exakten, wissenschaftlichen Denkens; seinem leidenschaftlichen Engagement für die patientenorientierte Forschung allgemein und klinische Studien im besonderen verdanke ich es, daß die Kleinarbeit vieler Jahre ein erfolgreiches Ende fand.

Herr Prof. Dr. Dr. h. c. W. Brendel, Direktor des Instituts für Chirurgische Forschung, hat mir über Jahre einen Arbeitsplatz an seinem Institut und jede benötigte sachliche und fachliche Hilfe zur Verfügung gestellt. Die herzliche Aufnahme in das von seiner Persönlichkeit geprägte Institut, die Erfahrungen vielfältiger Diskussionen und die schöpferische Kritik an meiner Arbeit waren eine wichtige Unterstützung für die Studie, besonders aber eine wertvolle Bereicherung für mich.

Herr Prof. Dr. W. Richter und Frau Dr. H. Hedin aus Uppsala haben wichtige grundlegende Untersuchungen zur Aufklärung des Pathomechanismus der Dextranunverträglichkeit durchgeführt. Ihre Hilfen zum Verständnis des Fachgebietes und ihr steter wissenschaftlicher Rat waren für mich unentbehrlich und haben zu freundschaftlicher Verbundenheit geführt. Ihnen wie auch Frau A. Grönberg und Frau A. Richter sei zusätzlich für die Bearbeitung hunderter von Seren gedankt. Herrn Prof. Dr. D. Kraft und seinen Mitarbeitern in Wien danke ich für die entscheidenden Titerbestimmungen der Immunglobulinklassen und -subklassen der Dextranantikörper.

Zur Lösung schwieriger, statistischer Probleme sowohl bei Planung der klinischen Studie wie bei Auswertung der Ergebnisse waren Rat und Hilfe von Herrn Prof. Dr. K. Überla und Herrn Prof. Dr. H. K. Selbmann vom Institut für Medizinische Informationsverarbeitung, Statistik und Biomathematik unverzichtbar. Eine beratende Expertenkommission hat die Studie von Beginn an begleitet und gab wichtige Entscheidungshilfen. Dieser Kommission gehörten neben Herrn Prof. Dr. K. Meßmer und Herrn Prof. Dr. K. Peter außerdem an: Herr Prof. Dr. F. W. Ahnefeld, Ulm, Herr Prof. Dr. K. Kronschwitz, Frankfurt, Herr Prof. Dr. K. Steinbereithner, Wien, sowie Frau Dr. M. Gregori und Herr Prof. Dr. H. Kleinsorge von der Knoll AG, Ludwigshafen.

Besonders möchte ich den vielen Kolleginnen, Kollegen, Schwestern und Pflegern in den beteiligten Kliniken danken, denen über Jahre das Ausfüllen der Fragebögen, das Sammeln der Seren und weitere Kleinarbeit der Studie oblag. Stellvertretend für alle seien hier die Verantwortlichen in den einzelnen Kliniken genannt: Herr Prof. Dr. J. Eckart und Frau Dr. G. Neeser, Krankenhauszweckverband Augsburg, Herr Dr. G. Ertel, Kreiskrankenhaus Fürstenfeldbruck, Herr Dr. G. Scholz und Herr Dr. G. Strassner, Kreiskrankenhaus Krumbach, Frau Dr. W. von König, Maria-Theresia-Klinik München, Herr Prof. F. Paal und Herr Dr. Pfeiffer, Krankenhaus München-Harlaching, Herr Dr. Walchner und Herr Dr. Rahn, Krankenhaus München-Pappenheimstraße, Herr Prof. Dr. König und Frau Dr. von Sternberg, Krankenhaus München-Schwabing, Frau Dr. B. Laubal, Orthopädische Klinik München-Harlaching, Herr Dr. H. J. Stiebler und Herr Prof. Dr. H. Graeff, I. Universitätsfrauenklinik, München, Herr Prof. Dr. H. Dobbelstein und Herr Dr. U. Weiss, Krankenhaus der Missions-Benediktinerinnen Tutzing, Herr Dr. G. Grabs, Johanniter-Krankenhaus Bonn, Frau Dr. H. Henkel und Frau Dr. A. Spilker, Kreiskrankenhaus Neu-Ulm, Herr Prof. Dr. E. Kastenbauer und Herr Dr. H. v. Scheel, HNO-Klinik der FU Berlin, Herr Dr. F. Männer und Herr Dr. H.-M. Schwab, Kreiskrankenhaus Freilassing, Herr Prof. Dr. A. Schrader, Neurologische Klinik der Universität München, Herr Prof. Dr. K. Peter, Institut für Anästhesiologie der Universität München. Einen wesentlichen Teil der Studie mit 10 ml Haptendextran betreute Frau Dr. C. Mendler in Zusammenarbeit mit Herrn Prof. Dr. F. Jesch.

Für die mühselige Arbeit des Kodierens der Fragebögen danke ich Frau Dr. I. Michels und Herrn F. Hummel, zusätzlich für mannigfache

Hilfe bei Auswertung und Dokumentation Frau A. Holzer, Frau R. Pfeiffer, Frau A. Kreisle, Frau B. Jannink und Frau B. Lenze.

Für die Erstellung der Lochkarten sei Frau B. Klausing, für die Einführung in die Handhabung des Rechners und die Basisbearbeitung der Daten Herrn Kampe gedankt.

Für viel Geduld und Unterstützung bei den langwierigen schriftlichen Arbeiten danke ich Frau R. Schaab und Frau I. Juna.

Den Firmen Knoll AG, Ludwigshafen, und Pharmacia AB, Uppsala, sei als großzügigen Sponsoren der Studie gedankt.

Inhaltsverzeichnis

Abkürzungen und Erläuterungen

Anaphylaxie	1. *zytotrope* Anaphylaxie: ausgelöst durch Reaktion von zellständigen Antikörpern (IgE) mit Antigenen 2. *Immunkomplexanaphylaxie*, synonym *Aggregatanaphylaxie*: ausgelöst durch Komplexe aus zirkulierenden Antikörpern und zirkulierenden Antigenen
DA	passive Hämagglutination (Nomenklatur Wien)
DIAR	dextraninduzierte anaphylaktoide/anaphylaktische Reaktion
DRA	dextranreaktive Antikörper
Dx 1 (40, 60, 70)	Dextran mit einem Gewichtsmittel des Molekulargewichts von 1000 (bzw. 40000, 60000, 70000)
HA	passive Hämagglutination (Nomenklatur Uppsala)
HÄS 450/0,7	Hydroxyäthylstärke mit einem Gewichtsmittel des Molekulargewichts von 450000 und einem Substitutionsgrad von 0,7
HZV (HMV)	Herzzeitvolumen (Herzminutenvolumen)
IgG (M, A, D, E)	Immunglobulin G (M, A, D, E)
MAP	mittlerer arterieller Druck
MG	Molekulargewicht
$\bar{M}_w$	Gewichtsmittel des Molekulargewichts
$\bar{M}_n$	Zahlenmittel des Molekulargewichts
PCA	passive kutane Anaphylaxie
PLZ-Raum	Postleitzahlraum
RCLAAR	"red cell-linked antigen-antiglobulin reaction"
UVR	Unverträglichkeitsreaktion
VB	Vertrauensbereich (innerhalb der Poisson-Verteilung)

1 Einleitung

1.1 Herkunft, Molekularstruktur und klinische Anwendung von Dextran

Dextran wurde erstmals vor über 100 Jahren beschrieben als eine visköse Substanz, die die Röhren in Zuckerraffinerien verstopfte [262]. Untersuchungen zeigten, daß es sich dabei um fadenförmige, hochmolekulare Glukosepolymere handelte, die von Bakterien, z. B. Leuconostoc mesenteroides, in saccharosehaltigen Medien unter Einwirkung des Ferments Dextransaccharase synthetisiert werden. Die nativen Dextrane haben ein Molekulargewicht im Bereich von 10–100 Mio. Die fadenförmige Struktur des Gesamtmoleküls ist durch die α1,6-Glykosidbindungen bedingt, mit denen die meisten Glukosemoleküle von Dextran miteinander verbunden sind. Seitenarme des Dextranmoleküls können in meist geringer Zahl über α1,2-, α1,3- und α1,4-Glykosidbindungen abgehen.

Auf der Suche nach wirksamen und sicheren Plasmaersatzpräparaten führten Grönwall und Ingelman 1944/45 zum ersten Mal Lösungen teilweise hydrolysierter und gereinigter Dextrane in die Klinik ein [61–63]. Durch Hydrolyse und Fraktionierung über Alkohol bzw. Aceton wurde das mittlere Molekulargewicht ($\bar{M}_w$) der hergestellten Dextranpräparate mit 75000 (Dx 75) dem mittleren Molekulargewicht humaner Plasmaproteinlösungen angenähert. Bei der Therapie von Blut- oder Plasmaverlusten erwies sich die Volumenwirksamkeit dieser Dextranlösungen dann auch als ähnlich lang anhaltend und ausgeprägt, wie sie von den Lösungen menschlicher Plasmaproteine her bekannt ist [53, 63, 65, 86, 90, 91, 150, 240, 241].

Als ebenso vorzüglich geeignet erwiesen sich Dextranlösungen zur Verwendung bei der normovolämischen limitierten Hämodilution, die Anfang der 70er Jahre experimentell untersucht und in die Klinik eingeführt wurde: Wird bei kardial nicht wesentlich vorgeschädigten Patienten ein Blutverlust bis zu einem Hämatokrit von 30–25% durch Dextran 60 oder 70 (Dx 60 oder 70) isovolämisch ersetzt, so resultiert aufgrund der Verbesserung der Fließeigenschaften und Fließbedingungen des Blutes und eines gesteigerten HMV keine Minderung der systemischen Sauerstofftransportkapazität [86, 113, 148, 149, 150, 152, 154, 213, 232].

Diese hervorragenden intravasalen Volumeneffekte führten zur heute weltweiten Verwendung von Dextranlösungen mit einem $\bar{M}_w$ von 60000–75000 (Dx 60–75) als Plasmaersatzmittel. Aufgrund zweier weiterer medizinisch nutzbarer Eigenschaften der Lösungen von Dextran wurde ihre klinische Wertschätzung gefestigt:

1. Hyperonkotische Lösungen von Dextran mit einem $\bar{M}_w$ von 40000 vermindern deutlich die Aggregationstendenz von Erythrozyten und Thrombozyten und bewirken in vivo eine überproportionale Senkung der Blutviskosität [34, 52, 53, 65, 91, 113, 158, 213, 240, 253]; diese Lösungen werden deshalb seit 1960 zur Verbesserung der Fließeigenschaften und Fließbedingungen des Blutes in der Mikrozirkulation angewandt [52, 53, 65, 91, 150].

2. Die prä- und perioperative Infusion von Dextranlösungen beider Molekulargewichtsbereiche, nämlich $\bar{M}_w$ = 60000–75000 wie auch $\bar{M}_w$ = 40000, führt, wie in vielen Studien nachgewiesen wurde, zu einer deutlichen Reduktion der Häufigkeit postoperativer thromboembolischer Komplikationen [1, 13, 16, 22, 27, 65–68, 88, 112]. Diese Wirkung beruht auf der Hemmung der Plättchenaggregabilität und der Aktivität des Gerinnungsfaktors VIII, der Bildung leicht lysierbarer gröberer Fibrinnetze, der Hämodilution und der verbesserten Fließeigenschaften des Blutes [1, 3, 14, 27, 34, 37, 66, 91, 234, 253].

Aufgrund dieser Eigenschaften – Volumenwirksamkeit, thromboseprophylaktischer Effekt und Durchblutungsverbesserung im Bereich der Mikrozirkulation – werden Dextranlösungen in der Medizin heute weltweit angewandt; sie können bislang durch keine andere Plasmaersatzlösung gleichwertig ersetzt werden [65, 91, 122, 127, 150, 192, 199, 240].

1.2 Nebenwirkungen bei Infusion von Dextranlösungen

Gerinnungsstörungen, Nierenfunktionsstörungen und Unverträglichkeitsreaktionen (UVR) sind die bekanntesten und umfassend untersuchten Nebenwirkungen bei Infusion von Dextranlösungen.

Auf weitere beobachtete oder vermutete Nebenwirkungen nach Infusion von Dextranlösungen, wie histologische Veränderungen an anderen Organen als der Niere, Beeinträchtigung von immunologischen und unspezifischen Abwehrmechanismen und Karzinogenität, wird hier nicht näher eingegangen, da bislang keine Hinweise auf eine wesentliche Beeinträchtigung des Organismus durch Einwirkungen dieser Art vorliegen [50, 65, 95, 118, 171, 212, 239, 244].

Gerinnungsstörungen. Störungen der Blutgerinnung nach Infusion von Dextranlösungen ließen sich im Tierexperiment und beim Menschen nachweisen, wenn pro Tag mehr als 1–2 g Dextran pro kg KG verabreicht worden war [3, 14, 65, 91, 150, 168, 240, 253]. Bei höherer Dosierung wurde neben der bereits bei niederer Dosierung gefundenen Hemmung der Plättchenaggregabilität eine Reduktion der Ristocetin-Kofaktor-Aktivität des Faktors VIII, die wiederum die Plättchenaggregabilität beeinflußt, beobachtet [1, 3, 37, 66]; zusätzlich können Fibrinnetze, die durch Einbau von Dextran gröber und leichter lysierbar sind [3, 27, 37, 234], sowie die bei Infusion größerer Volumina von Dextranlösungen eintretende Verdünnung der Gerinnungsfaktoren eine Blutungsneigung verstärken [65, 70, 150]. Die Sichtung der zahlreichen Untersuchungen ergibt aber, daß bei normalem Hämostasepotential (z. B. Abwesenheit von Willebrand-Jürgens-Erkrankung) unterhalb einer Dosierung von 1,5 g Dx/kg KG/Tag keine relevante Veränderung einzelner Parameter und keine Beeinträchtigung der Blutgerinnung eintritt [65, 66, 70, 150, 240].

Nierenfunktionsstörungen. Wiederholt wurde über eine Beeinträchtigung der Nierenfunktion bis hin zum Nierenversagen nach Infusion von Dextranlösungen, vornehmlich Dx 40, berichtet [15, 43, 65, 162, 163].

Die genaue Analyse dieser Berichte ergab zusammen mit bereits bekannten und neueren Befunden über die exkretorische Funktion der Niere nach Infusion von Dextran [8, 15, 42, 65, 84, 85, 102, 142, 143, 244, 248]:

- Bei Infusion der hyperonkotischen (10%igen) Lösung von Dx 40 kommt es zu einer Erhöhung der Viskosität des kurze Zeit später ausgeschiedenen Urins [8, 142, 143]. Je weniger freies Wasser oder Elektrolyte intravasal zur Absättigung der Wasserbindungskapazität des Dextrans zur Verfügung stehen und zusammen mit dem Dextran filtriert oder von den Tubulusepithelien sezerniert werden können, um so visköser wird der Urin sein, insbesondere bei Patienten in Antidiurese [15, 143]. Die Annahme, daß hochvisköser Urin bei Minderperfusion der Niere, z. B. bei Hämorrhagie oder Hypotension, deren Funktion zusätzlich beeinträchtigen könnte, ließ sich aber in gezielten Tierversuchen nicht bestätigen [8, 42, 65, 142, 143]; bei dehydrierten Patienten wurde in Antidiurese jedoch eine Abnahme der Urinmenge beobachtet [15, 65].
- Dextran läßt sich nach intravenöser Verabreichung nicht länger als 14 Tage im Intravasalraum nachweisen [23]. Nach Gabe hoher Dosen wurden Schwellung der Tubulusepithelien und Vakuolen in den Zellen der Epithelien beschrieben [143, 145, 244]; dieser Speichereffekt fand sich jedoch nicht allein nach Dextran, sondern auch nach parenteraler Gabe anderer hochmolekularer Substanzen, wie Hydroxyäthylstärke, Polyvinylpyrrolidon und Mannit, in Zellen von Leber, Niere, Milz und Lunge [99, 143, 145, 174b, 239]. Auch nach vorübergehender Ablagerung im Gewebe wird Dextran schließlich vollständig renal oder gastrointestinal ausgeschieden oder von gewebeständigen Dextranasen abgebaut [2, 7, 26, 65, 91, 207, 240]. Die Dauer der Gewebespeicherung ist beim Menschen nicht bekannt, scheint aber nach tierexperimentellen Befunden deutlich kürzer zu sein als z. B. bei Hydroxyäthylstärke [135, 171]. Nach Gabe von Dextran selbst in hohen Mengen ließ sich bislang weder im Tierversuch noch beim Menschen eine Funktionseinschränkung der Tubulusepithelien oder eine Okklusion des Tubuluslumens durch Vakuolenbildung und/oder Zellschwellung zeigen [8, 65, 142, 143, 239, 240, 244].

Eine Wertung dieser Untersuchungsergebnisse ergibt, daß die hyperonkotische Lösung von Dx 40 insbesondere bei dehydrierten Patienten nur bei ausreichendem Angebot von Wasser und Elektrolyten infundiert werden soll. Wird dies beachtet, dann ist durch Gabe von Dx 40 beim Nierengesunden wie beim Patienten mit prärenaler Niereninsuffizienz keine Beeinträchtigung der Nierenfunktion zu erwarten [65, 142, 143, 150, 242]. Nur bei bestehender organischer Niereninsuffizienz sollte Dx 40 nicht gegeben werden [65, 142, 143].

Unverträglichkeitsreaktionen (UVR). Unverträglichkeitsreaktionen (UVR) bei i.v.-Infusion von Dextranlösungen sind seit Beginn ihrer Anwendung beobachtet worden [5, 9, 10, 12, 21, 28, 46, 51, 58, 65, 68, 69, 70, 71, 74, 77, 79, 91, 92, 114, 121, 125–127, 129, 131, 136, 137, 155, 161, 177, 178, 180, 197, 199, 201, 202, 216, 230, 238, 242, 243, 246, 247, 259, 261]. Die Dextrannebenwirkungen treten nahezu immer kurz nach Infusionsbeginn auf bzw. bei Patienten mit nur leichter Symptomatik während der ersten 1–2 h nach Beginn der Infusion [10, 65, 74, 79, 127, 137, 192, 199, 201]. Diese typischerweise *akut* bis *subakut* auftretenden Unverträglichkeitsreaktionen werden seit einigen Jahren unter dem Terminus *„dextraninduzierte anaphylaktoide/anaphylaktische Reaktionen (DIAR)"* [74, 75, 77, 79] zusammengefaßt.

Sehr wenige Einzelberichte liegen bisher über *verzögert* auftretende UVR nach Dextraninfusion vor ([137]; 2 mündliche Berichte an den Autor); sie wurden Tage nach der Erstinfusion bei einer erneuten Dextraninfusion beobachtet und äußerten sich in Frösteln oder Temperaturanstieg. Nähere Angaben über Vorkommen und Pathomechanismus dieser wegen der verzögert auftretenden Symptomatik nicht als *anaphylaktoid* einzustufenden Reaktionen sind wegen der geringen Fallzahl noch nicht möglich.

Die akuten bis subakuten DIAR können in der leichteren Form auf lokale Hautrötungen beschränkt bleiben. Bei klinisch schwerem Verlauf bieten sie das typische Bild einer akuten systemischen anaphylaktoiden/anaphylaktischen Reaktion mit vorwiegender Beeinträchtigung von Atmung und Kreislauf: Leichte Dyspnoe und mäßiger Blutdruckabfall können beim Patienten über Bronchokonstriktion und Schock in Sekunden zu einem lebensbedrohlichen Zustand führen (vgl. Tabelle 1, S. 24), der, wenn er nicht sofort bemerkt und der Patient nicht unverzüglich behandelt wird, tödlich verlaufen kann [51, 65, 137, 178, 199, 243, 261]. In einer retrospektiven Studie über die DIAR-Anzahl 1970–1979 in Schweden wurden 3–4 Todesfälle pro 100000 Einheiten (zu 500 ml) infundierter Dextranlösung ermittelt [137], in der Studie von Ring u. Meßmer von 1977 wurde eine tödliche Reaktion pro 85882 Infusionseinheiten registriert [201, 202]. Die Häufigkeit der DIAR insgesamt pro Anzahl der behandelten Patienten kann aufgrund weniger, sehr unterschiedlich durchgeführter Studien auch heute noch nur geschätzt werden: In prospektiven Studien fand man eine Inzidenz von 1,0–4,7% bezogen auf die Zahl der mit Dextran infundierten Patienten [67, 68, 199, 216].

Die Tatsache, daß bei Dextraninfusion zwar selten, dann aber möglicherweise mit einer tödlich verlaufenden DIAR gerechnet werden muß, schränkt die Indikationsstellung zur Anwendung von Dextranlösungen zwangsläufig ein. Andererseits ist Dextran wegen seiner – wie erwähnt – spezifischen Eigenschaften und Wirkungen bislang durch kein anderes Plasmasubstitut gleichwertig zu ersetzen. Eine Erhöhung der Sicherheit des Patienten bei der Anwendung von Dextranlösungen war daher dringend erforderlich. Aus diesen Gründen wurde v. a. im letzten Jahrzehnt in intensiven Forschungsarbeiten versucht, den Pathomechanismus der DIAR zu klären mit dem Ziel, diese gefährlichen Dextrannebenwirkungen zu verhindern.

1.2.1 Dextraninduzierte anaphylaktoide/anaphylaktische Reaktionen (DIAR)

1.2.1.1 Allgemeine und nichtimmunologische Befunde

Bereits Anfang der 50er Jahre war aufgefallen, daß Lösungen von Dextranen verschiedenster Bakterienstämme von europäischen und amerikanischen Herstellern in unterschiedlicher Häufigkeit UVR auslösten [65, 74, 91, 110, 199, 258]. Untersuchungen ergaben, daß sowohl hochmolekulare Dextrane mit Molekulargewichten (MG) > 100000 wie auch reich verzweigte Dextranmoleküle mit Seitenarmen über α1,2-, α1,3- und α1,4-Glykosidbindungen im Gegensatz zu fastlinearen Dextranen in größerer Häufigkeit Unverträglichkeitsreaktionen beim Menschen verursachten [74, 106, 108, 109, 110, 259]. Aus diesen Gründen wird seit 1955 weltweit ein nahezu lineares Dextran, produziert durch den Stamm NRRL B512 von Leuconostoc mesenteroides, zu Infusionszwecken angewandt: Die Glukosemoleküle sind zu etwa 95% über α1,6-Glykosidbindungen verknüpft, nur wenige kurze Seitenarme gehen über α1,3-Bindungen ab [65, 91, 240, 258].

Zur Synthese von Dextran erhalten die Leuconostocbakterien eine Zumischung von Hefeautolysat als stickstoffhaltigen Aufbaustoff. Die Lösungen der hochmolekularen Nativdextrane müssen anschließend sorgfältig von diesen Bakterien- und Hefezusätzen gereinigt, die Dextranmoleküle hydrolytisch gespalten und in die gewünschten Molekulargewichtsbereiche fraktioniert werden. Die mögliche Rolle von Bakterien- wie von Hefeverunreinigungen klinisch verwendeter Dextranlösungen bei der Auslösung von UVR ist wiederholt untersucht worden. Richter konnte 1970 anhand der passiven kutanen Anaphylaxie (PCA) bei Meerschweinchen, die mit Serum immunisierter Kaninchen sensibilisiert worden waren, keine immunogenen Restsubstanzen in klinischen Dextranlösungen nachweisen [183]. Ebenso fand sich in Versuchen an spezifisch immunisierten Hunden kein Hinweis dafür, daß hochmolekulare Komponenten von Hefeautolysat in klinischen Dextranlösungen enthalten sind [205].

Hauttests mit unvorbehandelten wie mit ultrazentrifugierten klinischen Dextranlösungen ergaben keinen Anhalt dafür, daß Dextranaggregate die Ursache von Unverträglichkeitsreaktionen sein könnten [77, 198, 199]. Im Gegensatz zu Unverträglichkeitsreaktionen nach Infusion von Gelatinepräparationen fanden sich weder bei Hunden noch bei Patienten mit DIAR erhöhte Histaminspiegel im Plasma [139, 153].

Die Aktivierung des Komplementsystems ist möglich auf dem klassischen Weg durch Antigen-Antikörper-Komplexe und auf dem alternativen Weg, z. B. durch Polysaccharide, Lipopolysaccharide und Aggregate von IgA und IgE [74, 165, 175]. Eine Aktivierung des Komplementsystems auf dem alternativen Weg wurde für verschiedene Dextrane in vitro nachgewiesen [73, 134, 165, 175]. In vivo zeigte sich nach Infusion dieser Dextrane — natives Dextran beim Affen [76] und klinisches Dextran beim Menschen [74] — aber nur eine schwache Aktivierung des Komplementsystems über den alternativen Weg. Bei Patienten mit DIAR war zunächst eine Aktivierung der Komplementfaktoren über den „alternative pathway" vermutet worden [100]. Umfangreiche Untersuchungen zeigten später, daß bei Patienten mit schwerer DIAR das Komplementsystem eindeutig auf dem klassischen Weg aktiviert wird [74], typischerweise z. B. durch Immunkomplexe ausgelöst. Beim Patienten mit leichter DIAR fand sich kein Komplementverbrauch [74]. Zudem fand sich bei Dextranreaktanden eine normale Konzentration des Anaphylatoxininaktivators (Serumcarboxypeptidase B) [74]. Eine durch Mangel des Anaphylatoxininaktivators theoretisch mögliche verstärkte Wirkung der Anaphylatoxine C3a und C5a konnte also als typischer Auslöser der DIAR ausgeschlossen werden.

Hedin et al. konnten 1976 [74] weder mit dem „rat anaphylatoxin bioassay" eine Komplementaktivierung durch klinische Dextrane oder Spurenverunreinigungen in diesen Lösungen nachweisen, noch ließen sich im „in vitro limulus amebocyte lysate test" oder im „in vivo rabbit pyrogen assay" Pyrogene in diesen Dextranlösungen aufzeigen.

1980 wies Richter mit Hilfe des hochsensitiven „reversed single radial immunodiffusiontest" (RSRI) geringe Mengen von Nichtdextrankomponenten des Bakterium Leuconostoc mesenteroides in den meisten Präparationen klinischer Dextranlösungen von Herstellern aus 8 Ländern nach [190]. Bislang fehlen jedoch klinische Hinweise für eine Beteiligung dieser Verunreinigungen an UVR. Dennoch hat die Fa. Pharmacia AB, Uppsala, Schweden, deren Präparate in der vorliegenden Studie untersucht wurden, in ihren Dextranlösungen den Gehalt an diesen Verunreinigungen unter die Nachweisgrenze des RSRI-Tests gesenkt [190].

1.2.1.2 Immunologische Befunde

Ergebnisse von Tierversuchen. Natives Dextran erwies sich bei der Maus als ein thymusunabhängiges B-Zellmitogen, das humorale IgM-Antikörper induziert [29, 192]; mit ansteigendem Molekulargewicht nimmt auch die Stärke der Immunogenität zu [89, 109]. Bei Kaninchen und Meerschweinchen erwies sich natives Dextran als nicht oder nur sehr schwach immunogen [54, 74]. Durch Kopplung von Dextran an Protein ließ sich allerdings ein potentes thymusabhängiges Antigen erzeugen, das eine deutliche Antikörperantwort der Immunglobulinklasse G hervorruft [191–193].

Die Immunantwort auf verschiedene antigene Determinanten von Dextran ist bei Mäusestämmen genetisch determiniert: Mäuse von Stämmen, die auf Dextrandeterminanten vom α1,6-Glykosidtyp eine starke Immunantwort zeigen – High-responder-Stämme – sind möglicherweise „low-responder" auf die α1,3-Glykosiddeterminante und umgekehrt [20, 44]. Toleranz gegen Dextran ist bei Mäusen leicht zu induzieren [74, 89].

Eine Besonderheit stellt die Dextranintoleranz [256] der Ratte dar. Aufgrund autosomaldominanter Vererbung eines Dx-Gens reagieren die Ratten der meisten Zuchtstämme auf die parenterale Gabe von Dextran mit den typischen Symptomen der Anaphylaxie, v. a. Ödeme, Hyperämie, Pruritus, ohne daß bislang die Beteiligung von Antikörpern nachgewiesen werden konnte [117, 256, 257]. Als wesentlicher Mediator ist 5-Hydroxytryptamin, daneben auch Histamin, wirksam [55, 117, 256, 257]. Adrenalektomie oder Behandlung mit Insulin oder Thyroxin verstärkt die Reaktionen, während sie bei Induktion eines Diabetes durch Alloxan verhindert werden [256].

Ergebnisse beim Menschen. Nur native und hochmolekulare Dextrane sind beim Menschen immunogen [108, 109, 110, 146, 191, 192, 197, 198]. Unterhalb eines Molekulargewichts von 90000 war eine merkliche Induktion von Dextranantikörpern nicht mehr nachweisbar [60, 87, 108, 109]. Bei In-vitro-Versuchen fand sich für die in klinischen Lösungen enthaltenen Dextrane kein sicherer Hinweis auf eine mitogene Stimulation menschlicher Lymphozyten [24, 36, 94, 111, 200]. Infusionen klinischen Dextrans können daher beim Menschen keine Immunisierung gegen Dextran bewirken; vielmehr wird bei Infusion von 500 ml einer 6%igen Dextranlösung eine so hohe Antigenmenge zugeführt (30 g Dextran), daß nach dem derzeitigen Wissen über die Immunologie der Polysaccharide dadurch eher Toleranz gegen Dextran induziert wird [191, 192]. Obwohl somit das Dextran klinisch angewandter Infusionslösungen keine Bildung spezifischer Antikörper auslöst, ließen sich bei der Mehrzahl normaler chirurgisch behandelter Patienten und gesunder Freiwilliger präformierte, zirkulierende, mit Dextran reagierende Antikörper nachweisen [58, 74, 75, 77, 96, 97, 108, 110, 116, 146, 170, 192, 199]. Induziert werden diese Antikörper möglicherweise durch hochmolekulares oder natives Dextran selbst, das sich als Verunreinigung in Rohrzucker und Speisezusätzen, im Zahnbelag [74, 82, 166] und als Produkt von Mikroorganismen im Darm findet [80]. Auch in menschlichen Geweben und Seren konnte es identifiziert werden [170]; besonders leicht resorbiert wird es offensichtlich bei Patienten mit gastrointestinalen Erkrankungen [170] und nach Medikation mit Acetylsalicylsäure [47]. Möglicherweise handelt es sich jedoch hier nicht um direkte Dextranantikörper, sondern um Antikörper, die spezifisch gegen Polysaccharide von Bakterienkapseln mit gleichen antigenen Determinanten wie Dextran gerichtet sind. Für eine Reihe dieser Antibakterienantikörper wurde Kreuzreaktivität mit Dextran nachgewiesen, so für Antileuconostoc-, Antipneumokokken-, Antistreptokokken-, Antisalmonellen- und Antiklebsiellenantikörper [74, 80, 81, 82, 83, 166, 167, 192]. Da also möglicherweise ein Großteil dieser präformierten Antikörper nicht durch Dextran selbst, sondern durch andere Substanzen oder Zellhüllen von Mikroorganismen induziert wird, werden die mit Dextran reagierenden bzw. kreuzreagierenden Antikörper insgesamt als dextranreaktive Antikörper (DRA) bezeichnet. Sie gehören den Immunglobulinklassen G, A und M an [77–79, 116, 192, 260]; bei wenigen Patienten, die die i.v. Infusion von Dextran tolerierten, wurden auch DRA der Klasse IgE nachgewiesen [77]. Bei den IgG-Antikörpern überwiegt die Subklasse IgG_2, möglicherweise bedingt durch eine genetisch determinierte eingeschränkte Immunantwort [78, 116].

1.2.1.3 Der anaphylaktische Charakter der DIAR

Ergebnisse von Tierversuchen. Bereits 1950 konnten Hehre u. Sugg bei Meerschweinchen, die mit Antipneumokokkenserum Typ II sensibilisiert worden waren, durch Kreuzreaktion mit Dextran tödliche Anaphylaxien auslösen [81]. 1971/72 wies Richter anhand der passiven kutanen und systemischen Dextrananaphylaxie beim Meerschweinchen nach, daß die Schwere der Anaphylaxie abhängt von der Menge und Konzentration des injizierten Antidextranantikörperserums und vom Molekulargewicht des provozierenden Dextrans [184, 186]. Seemann et al., Mendler und Meßmer et al. induzierten 1978 bei Hunden durch aktive Sensibilisierung zirkulierende DRA, deren Titer anschließend denen menschlicher Populationen entsprachen [147, 156, 222]. Durch Provokation mit klinischem Dextran ließen sich bei über 60% der Tiere anaphylaktische Reaktionen bis zu schwerstem Schock mit deutlichem Abfall der Antikörpertiter hervorrufen. Während der Reaktionen fielen HZV und systemischer arterieller Blutdruck stark ab, der pulmonale Strömungswiderstand stieg exzessiv an, die Anzahl zirkulierender Thrombozyten und Leukozyten wurde signifikant reduziert [156]. Ähnliche Ergebnisse erzielten Smedegård et al. [225–227] bei der Immunkomplexanaphylaxie (IgG) beim Affen: Neben intensiver pulmonaler Vasokonstriktion und HZV-Abfall stand der Abfall der Thrombozyten- und Leukozytenzahlen und der Fibrinogenkonzentration im Vordergrund; hingegen dominierte bei der zytotropen Anaphylaxie (IgE) ein peripheres Blutpooling aufgrund vasodilatierender Mediatoren; dabei nahm die Zahl der in Zirkulation befindlichen Leukozyten gering ab, die der Thrombozyten blieb unverändert [225–227].

Ergebnisse beim Menschen. Zirkulierende dextranreaktive Antikörper (DRA), nachweisbar bei einem Großteil der Bevölkerung [74, 77, 192], konnten bei Patienten, die eine schwere DIAR erlitten hatten, in deutlich höheren Titern nachgewiesen werden als bei Kontrollpatienten [74, 77]. Das Serum zum Nachweis dieser Antikörpertiter mußte allerdings vor der Reaktion entnommen sein, da die Antikörper während der Reaktion vom Dextran gebunden und dadurch neutralisiert werden; im nach dieser Reaktion entnommenen Serum wurden daher regelmäßig niedrigere DRA-Titer ermittelt [192]. Zudem fiel bei Patienten mit schwerer DIAR die Serumkonzentration des Komplementfaktors C1q während der Reaktion signifikant ab, ein typisches Zeichen für die Aktivierung des Komplementsystems durch eine Immunkomplexanaphylaxie [74]. Bei den gleichen Patienten fand sich hingegen die Konzentration des Proaktivators des Komplementfaktors C3 (Faktor B) immer unverändert, ein Hinweis, daß eine Aktivierung des Komplementsystems auf dem alternativen Weg nicht stattgefunden hatte [74].

Bei 17 Patienten, die wegen einer schweren DIAR gestorben waren, wurden in Lungenschnitten histologisch Leukozyten- und Thrombozytensequestrationen und hyaline Globuli, wahrscheinlich Fibrinablagerungen, nachgewiesen [180, 192, 261, sowie W. Richter, persönliche Mitteilung]. Vergleichbare morphologische Veränderungen in der Lunge hatten bereits Smedegård et al. für die Immunkomplexanaphylaxie beim Affen als typisch beschrieben [227].

Nur bei einigen der Patienten, die während Dextraninfusion leichte Unverträglichkeitsreaktionen erlitten hatten, konnten im Serum, das vor der Reaktion entnommen worden war.

DRA-Titer nachgewiesen werden; die Erniedrigung dieser Titer nach der UVR spricht für eine Beteiligung der DRA an der Reaktion [77]. Für die Mehrzahl aller Patienten mit leichten DIAR ließ sich dagegen keine Antikörperbeteiligung an den Unverträglichkeitsreaktionen nachweisen.

Obwohl DRA der Klasse IgE bei einigen Patienten, die Dextraninfusionen toleriert hatten, gefunden worden waren, konnten Dextranantikörper dieser Ig-Klasse nie bei Patienten mit DIAR nachgewiesen werden [77, 116].

Einen nur geringen diagnostischen Wert zeigten Hauttests mit intrakutanen Injektionen von Dextran bei Patienten, die Dextranunverträglichkeiten erlitten hatten: Nur 32% der Patienten reagierten mit Hautrötungen oder Quaddeln, sie wiesen allerdings im Serum oft hohe DRA-Titer auf [77].

1.2.1.4 Haptenhemmung dextranreaktiver Antikörper

Haptenhemmung in vitro. In Immundiffusionsversuchen wurden Präzipitationsreaktionen zwischen B-512-Dextranen und Antidextranantikörpern und deren Hemmung durch Zugabe kleiner Dextranfragmente, sog. Haptendextrane, von Kabat et al. bereits in den 50er Jahren intensiv untersucht [103, 105, 106, 107, 110]: Die Hemmung der Präzipitation war besonders wirksam bei Verwendung von Isomaltoseoligosacchariden mit α1,6-Glykosidbindungen; die Hemmstärke nahm von der Isomaltose über die Isomaltopentaose bis zur -hexaose und -heptaose zu. Richter bestätigte diese Befunde mittels Indirect-single-radial-immunodiffusion-Technik und zeigte, daß maximale Hemmung durch ein Dextranfragment mit 6 Glukoseeinheiten ($\overline{M}_w = 990$) erzielt wird [185, 192].

Haptenhemmung im Tierexperiment. Bereits 1971 konnte Richter Meerschweinchen, die passiv mit zytotropen Antikörpern gegen Dextran sensibilisiert worden waren, vor tödlichem Schock nach Provokation mit Dextran dadurch bewahren, daß er niedermolekulare Haptendextrane vor oder zusammen mit der Dextraninfusion verabreichte [184]; bei der passiven kutanen Anaphylaxie, ausgelöst durch Dextran, ließen sich die Hautveränderungen ebenfalls durch vorherige i.v.-Injektion von Haptendextranen verhindern [186].

1978 gelang es Seemann et al., Mendler und Meßmer et al. bei aktiv gegen Dextran sensibilisierten Hunden durch Vorinjektion von monovalentem Haptendextran (Dx 1, $\overline{M}_w = 1000$) sowie durch dessen Zumischung zur Dextraninfusion erstmals, eine dextraninduzierte systemische Aggregatanaphylaxie zu hemmen [147, 156, 222]. Während der Injektion von Haptendextran, der Injektion von 1 ml Dextran und der 10 min später gestarteten Infusion von Dextran wurden Änderungen der hämodynamischen, respiratorischen und hämatologischen Parameter der narkotisierten Tiere durch invasives Monitoring registriert. Sowohl absolute Häufigkeit wie Schweregrad der anaphylaktischen Symptome konnten durch Vorinjektion von Haptendextran im Vergleich zu Tieren ohne Haptenvorbehandlung signifikant reduziert bzw. abgemildert werden. Diese Befunde wurden von Schwarz et al. an wachen Versuchshunden, die ebenfalls gegen Dextran immunisiert waren, bestätigt [219, 221]. Wurde der Dextraninfusion Haptendextran in einem Anteil von 10% zugemischt, dann wurden mit diesem Dextrangemisch ebenfalls signifikant weniger DIAR hervorgerufen, als bei Dx-Infusion ohne Zumischung von Haptendextran beobachtet worden waren; allerdings schien die Hemmung bei Zumischung von Haptendextran im Vergleich zur Vorinjektion etwas weniger wirksam [147, 156].

Trotz Vorinjektion von Haptendextran reagierte sowohl in den Versuchen von Seemann und Meßmer et al. als auch in denen von Schwarz et al. jeweils ein Tier nach Injektion von 1 ml Dextran mit einer schweren DIAR [156, 221]. Als Ursache für dieses Versagen der Haptenhemmung muß angenommen werden, daß möglicherweise die konstante Dosis des vorinjizierten Haptendextrans für das betreffende Tier zu gering war, um die wahrscheinlich in sehr hoher Konzentration vorliegenden und evtl. hochaffinen DRA ausreichend blockieren zu können (s. Kap. 4).

1.2.1.5 Arbeitshypothese: DIAR ist Immunkomplexanaphylaxie

Faßt man die vorstehend aufgeführten Befunde aus Labor- und Tierversuchen sowie aus Untersuchungen beim Menschen zusammen, so war zu Beginn der vorliegenden Arbeit über den Pathomechanismus der Dextranunverträglichkeit folgendes bekannt:

1. Präformierte, zirkulierende DRA sind bei der überwiegenden Anzahl aller Menschen nachweisbar [74, 77], dennoch führt die Infusion von Dx bei den meisten Individuen nicht zu UVR.
2. Nur bei einer kleinen Anzahl von Menschen mit DRA treten bei Infusion von Dextran DIAR auf, an denen diese Antikörper beteiligt sind [74, 77].
3. Patienten mit schwerer DIAR weisen in dem vor der Reaktion entnommenen Blut regelmäßig hohe Titer von DRA und nach der Reaktion stark reduzierter Titer auf [74, 75, 77].
4. Das Komplementsystem wird zumindest bei schweren DIAR auf dem klassischen Weg aktiviert, ein typisches Zeichen für eine Aggregatanaphylaxie [74].
5. Die morphologischen Veränderungen im Lungengewebe von Patienten, die nach DIAR verstorben waren, gleichen auffallend genau denen, die bei Tieren mit Aggregatanaphylaxie beschrieben worden waren [180, 227].

Aus den aufgeführten Befunden konnte daher die Hypothese formuliert werden: Die DIAR beim Menschen ist insgesamt oder zumindest in ihrer schweren Form eine Immunkomplexanaphylaxie, die durch die zirkulierenden DRA bedingt ist.

In Tierversuchen waren bereits DRA als eine wesentliche Ursache der DIAR nachgewiesen worden [147, 156, 184, 186, 219, 221, 222]. Darüber hinaus konnte beim Tier sowohl bei Vorliegen zytotroper [184, 186] wie zirkulierender DRA [147, 156, 219, 221, 222] die Dextrananaphylaxie durch prophylaktische Anwendung von Haptendextran verhindert werden [147, 156, 184, 219, 221, 222].

1.2.1.6 Fragestellung der Arbeit

Um die Richtigkeit der Arbeitshypothese (die DIAR ist eine Aggregatanaphylaxie) zu prüfen, sollte eine klinische Studie durchgeführt werden, die folgende Fragen beantwortet:

1. Ist die Prophylaxe mit Haptendextran zur Verhinderung der DIAR auch beim Menschen effektiv, und kann demnach durch eine generelle Prophylaxe mit Haptendextran das Risiko einer DIAR wirksam vermindert werden?

2. Können die immunologischen Befunde zur DIAR – z. B. Abhängigkeit der DIAR von der Konzentration der DRA im Serum – an einer großen Anzahl von Patienten bestätigt werden?
3. Wenn DIAR trotz Prophylaxe mit Haptendextran beobachtet werden, läßt sich bei diesen Patienten dann das extrem erhöhte Risiko einer DIAR auch durch den Nachweis extrem erhöhter Konzentrationen von DRA im Blut aufzeigen?

Das Problem der zur Beantwortung dieser Fragen geplanten Studie bestand in erster Linie im Effektivitätsnachweis von Haptendextran; für die hierzu erforderliche Kenntnis der Inzidenz der DIAR in der Bevölkerung lagen zu Beginn der Studie keine genauen Zahlenangaben vor. Angaben aus früheren Studien zur Häufigkeit der DIAR wichen aufgrund unterschiedlicher Studienmethoden und -kriterien weit voneinander ab: Die Häufigkeiten waren entweder auf Patienten oder Einheiten der infundierten Lösungen bezogen, die Studien waren retrospektiv oder prospektiv durchgeführt worden, die erfaßte Anzahl von Patienten oder Lösungseinheiten wies große Unterschiede auf, oder die Kriterien für die Bewertung der UVR waren sehr unterschiedlich [10, 51, 202, 216]. Zwei Beispiele früherer Studien seien angeführt:

- Ring u. Meßmer [202] ermittelten 1977 eine Inzidenz der DIAR insgesamt von 0,032% und der schweren DIAR (Grad III und IV, Tabelle 1) von 0,008% bezogen auf 85 882 verbrauchte Infusionseinheiten vornehmlich von Dx 60.
- Schöning u. Koch [216] dagegen beobachteten 1975 bei nur 150 Patienten nach Infusion von Dx 60 eine Häufigkeit der Gesamt-DIAR von 4,7% und der schweren DIAR von 0,67%.

Aufgrund dieser sehr voneinander abweichenden Angaben über die Inzidenz der DIAR war die Planung einer Studie zur Prüfung der Wirksamkeit von Haptendextran und eine Schätzung der Anzahl von Patienten, die dabei erfaßt werden müßte, sehr schwierig, v. a. deshalb, weil aus ethischen Gründen eine unbehandelte Kontrollgruppe nicht mitgeprüft werden konnte. Zu Beginn der vorliegenden Studie war bei Würdigung der tierexperimentellen Befunde die prospektive Erfassung von DIAR ohne die Anwendung des einzigen Medikaments, das die Inzidenz dieser DIAR evtl. zu senken vermag (monovalentes Haptendextran), ethisch nicht mehr vertretbar (s. Kap. 4).

Zusammen mit den Statistikern Prof. Dr. K. Überla und Prof. Dr. H. K. Selbmann war Anfang 1978, vor Beginn der vorliegenden Studie, eine Wertung der bis dahin vorliegenden Studienergebnisse mit Angaben über die Häufigkeit der DIAR versucht worden. Es ergab sich, daß in einer zu planenden Studie wahrscheinlich mindestens 100 000 Patienten geprüft werden müßten, um die prophylaktische Wirksamkeit von Haptendextran zur Verhinderung der DIAR sicher beurteilen zu können. Da diese Patientenzahl von einem Zentrum in einem vertretbaren Zeitraum nicht erfaßt werden konnte, wurde die Studie von Beginn an international und multizentrisch angelegt.

Das Hauptmotiv zur Durchführung der Studie war, die Anwendung von Dextran durch Ausschaltung der DIAR sicherer zu gestalten, um die anerkannten Indikationen Volumenersatz, Thromboseprophylaxe und Verbesserung der Mikrozirkulation nicht einschränken zu müssen.

2 Material und Methodik

2.1 Ziel der klinischen Studie mit monovalentem Haptendextran

In der prospektiven klinischen Studie sollte geprüft werden, ob und in welchem Ausmaß durch eine i.v.-Vorinjektion von 10 ml, später 20 ml einer 15%igen Lösung von monovalentem Haptendextran beim Menschen anaphylaktische Reaktionen bei der Infusion verschiedener Dextranpräparate verhindert werden können. Es wurde eine internationale, multizentrische Studie geplant, um die erforderliche Gesamtzahl von 100000 Patienten (s. 1.2.1.6 und Kap. 4) erreichen zu können. Durch Anwendung gleicher Studienprotokolle in der Bundesrepublik Deutschland und in den Parallelstudien in der Schweiz und in Skandinavien sowie durch kontinuierlichen Informationsaustausch zwischen dem Koordinator und den Studienleitern wurde die Vergleichbarkeit der Ergebnisse garantiert. In der vorliegenden Arbeit werden Voraussetzungen, Bedingungen, Durchführung und Ergebnisse der multizentrischen Studie in der Bundesrepublik Deutschland separat dargestellt.

In den an der Studie beteiligten klinischen Abteilungen sollten alle Patienten mit Injektionen von Haptendextran und nachfolgender Erstinfusion einer Dextranlösung erfaßt und die Häufigkeit der DIAR pro Anzahl der behandelten Patienten ermittelt werden. Die Wirksamkeit einer Prophylaxe mit monovalentem Haptendextran konnte nur durch Vergleich der DIAR-Häufigkeit nach Vorbehandlung mit Hapten mit der DIAR-Häufigkeit ohne Haptenvorbehandlung nachgewiesen werden. Die gleichzeitige Prüfung einer Kontrollgruppe von Patienten mit Dextraninfusionen ohne Haptenvorbehandlung war jedoch aus ethischen Gründen nicht möglich (s. Kap. 4). Daher konnten Daten zur Häufigkeit der DIAR ohne Vorbehandlung mit Hapten nur der Literatur entnommen werden.

Von Patienten, die trotz Haptenprophylaxe eine DIAR erlitten, wurden die Titer der einzelnen Immunglobulinklassen der DRA bestimmt; es sollte geprüft werden, ob bei Patienten mit DIAR eine Prävalenz von dextranreaktiven Antikörpern einer bestimmten Ig-Klasse besteht.

Zusätzlich wurde ein möglicher Einfluß folgender Faktoren auf die DIAR-Häufigkeit untersucht: Alter, Geschlecht, Erkrankung, Behandlung, geographische Herkunft der Patienten, Ort und Zeitpunkt der Dextranbehandlung sowie mittleres Molekulargewicht der einzelnen Dextranpräparate.

2.2 Dextranpräparate

Alle innerhalb der Studie verwendeten Dextrane, sowohl monovalentes Haptendextran wie auch die Dextrane in den verschiedenen Infusionslösungen, sind Produkte der Fa. Pharmacia AB, Uppsala, Schweden. Diese Dextranpräparate werden in der Bundesrepublik Deutschland von den Firmen Knoll AG, Ludwigshafen, und seit Mai 1980 auch von Braun Melsungen AG, Melsungen, vertrieben.

Dextran mit einem $\bar{M}_w$ von 1000 (Dx 1) wirkt als monovalentes Haptendextran. Es wurde eine 15%ige Lösung von monovalentem Haptendextran (Dx 1) in 0,9%iger NaCl-Lösung verwendet. Die Haptendextranlösung lag zunächst als Prüfpräparat Knoll Nr. 7083625, Charge Nr. CI 8550 in Durchstechampullen vor. Ab Mai 1980 wurde dieses Prüfpräparat durch das Präparat Promit, Durchstechampulle à 20 ml 15%iger Lösung von monovalentem Haptendextran (Knoll AG) ersetzt.

Infundiert wurden eine 6%ige Dextranlösung (Lösungsmittel 0,9%iges NaCl) mit einem $\bar{M}_w$ von 60000 (Dx 60) (Macrodex von Knoll bzw. ab Mai 1980 auch Onkovertin von Braun Melsungen) und eine 10%ige Dextranlösung mit einem $\bar{M}_w$ von 40000 (Dx 40) (Rheomacrodex von Knoll bzw. ab Mai 1980 auch Onkovertin N von Braun Melsungen).

2.3 Planung der klinischen Studie

Die klinische Studie sollte prospektiv erfolgen. Da, wie bereits unter 1.2.1.6 aufgeführt, wegen der geringen Inzidenz der DIAR eine große Anzahl von Patienten erfaßt werden sollte, mußte die Studie multizentrisch angelegt werden. Für die praktische Durchführung waren eine wichtige Grundlage die Erfahrungen, die in der ebenfalls prospektiven multizentrischen Studie von Ring u. Meßmer 1977 [202] gesammelt worden waren.

Abweichend von dieser Studie sollte die Häufigkeit der Nebenwirkungen nicht mehr auf die Zahl der Infusionseinheiten, sondern auf die Zahl der mit Dextraninfusionen behandelten Patienten bezogen werden.

Es waren daher bei einer großen Anzahl von Patienten die Dextraninfusionen in Einzelprotokollen zu dokumentieren. Zudem sollte es sich entweder um Erstinfusionen von Dextran handeln, oder die Patienten sollten zumindest 48 h vor der geplanten Infusion kein Dextran erhalten haben. Der Grund für diese Einschränkung war, daß viele Patienten nur bei einer ersten Dextraninfusion oder bei einer in größerem zeitlichem Abstand zur ersten erfolgenden wiederholten Infusion von Dextran mit einer DIAR reagieren. Eine mögliche Erklärung für diese Tatsache ist, daß die an der DIAR beteiligten DRA zunächst blockiert sind und ihre Titer erst nach einigen Tagen wieder ansteigen [77, 199].

Entscheidend für diese Studie war die Tatsache, daß die Prüfung einer Kontrollgruppe ohne Haptenvorbehandlung von keinem der Studienteilnehmer ethisch vertreten werden konnte, da bei den bislang bekannten Befunden zur Dextrananaphylaxie beim Menschen und aufgrund der erfolgreichen Haptenhemmungsversuche in vitro und am Tier eine prophylaktische Wirkung von monovalentem Haptendextran als wahrscheinlich angenommen werden mußte. Wesentliche Nebenwirkungen von Haptendextran selbst waren nicht zu erwarten, da Fraktionen kleinerer Dextranmoleküle auch in den klinischen Dextranlösungen enthalten sind, die seit Jahrzehnten bei Patienten infundiert werden, und die Verträglichkeitsprüfungen von Dx 1 an Probanden positiv verliefen.

In mehreren vorbereitenden Gesprächen zur Erörterung statistischer und juristischer Probleme wurde Klarheit darüber gewonnen, daß die Studie mit folgenden beiden wesentlichen Zielen bzw. Voraussetzungen durchgeführt werden mußte:

1. Erfassung einer möglichst großen Anzahl von Patienten,
2. keine Erfassung von Kontrollpatienten ohne Vorbehandlung mit Haptendextran.

Da demnach sämtliche Patienten mit Haptendextran vorbehandelt werden sollten und dieses kein grundsätzlich neues Medikament darstellte, war eine spezielle Information der Patienten über die Prophylaxe mit Haptendextran nicht erforderlich. Das Einverständnis der Patienten zu dieser Prophylaxe wurde im anästhesiologischen Fragebogen mit der abschließenden Einwilligungserklärung der Patienten zur Anästhesie durch die folgenden beiden Sätze sichergestellt:

„Ich willige hiermit in eine Narkose/Regionalanästhesie für folgenden Eingriff .... sowie in die sie vorbereitende und begleitende Behandlung (z. B. Infusionen, Bluttransfusionen, Behandlung der Herz- und Lungenfunktion) einschließlich der erforderlichen Nachbehandlung ein. Ich bin mit medizinisch angezeigten Änderungen und Erweiterungen des Anästhesieverlaufs einverstanden."

Die vorbereitenden Gespräche wurden vom Leiter der Studie, Prof. Dr. K. Meßmer, Institut für Chirurgische Forschung der Universität München, und Prof. Dr. K. Peter, Institut für Anästhesiologie der Universität München, mit Prof. Dr. K. Überla und Prof. Dr. H. K. Selbmann vom Institut für Medizinische Informationsverarbeitung, Statistik und Biomathematik der Universität München, mit Ministerialdirigent Dr. W. Weissauer, Bayerisches Staatsministerium der Justiz, und mit Prof. Dr. H. Kleinsorge, wissenschaftlicher Leiter der Abteilung Medizinische Forschung, Knoll AG, Ludwigshafen, geführt. Das endgültige Prüfprotokoll sowie die Prüfunterlagen waren das Ergebnis dieser Beratungen.

Die Prüfung der Wirksamkeit von monovalentem Haptendextran bei einer großen Zahl von Patienten war nur unter großem zeitlichem und organisatorischem Aufwand möglich. Aus diesem Grunde wurde die Studie von Beginn an von einer beratenden Expertenkommission begleitet, die kontinuierlich über Zwischenergebnisse unterrichtet wurde und danach jeweils über den Fortgang der Studie entschied[1].

2.4 Organisation und Durchführung der Studie

Verantwortlicher Koordinator der Gesamtstudie und Leiter der deutschen Studie war Prof. Dr. K. Meßmer, Institut für Chirurgische Forschung der Universität München, Klinikum Großhadern; eine wesentliche Unterstützung wurde der Studie durch Prof. Dr. K. Peter, Institut für Anästhesiologie der Universität München, Klinikum Großhadern, zuteil. Mit der praktischen Durchführung der Studie waren zu Beginn die Ärztin Frau Caroline Seemann und ab April 1979 der Autor betraut.

---

1 Dieser Kommission gehörten an: Prof. Dr. K. Meßmer, Leiter der Studie als Berichterstatter, Prof. Dr. F. W. Ahnefeld, Institut für Anästhesiologie der Universität Ulm, Prof. Dr. K. Peter, Institut für Anästhesiologie der Universität München, Prof. Dr. H. Kronschwitz, Abteilung für Anästhesiologie, St.-Markus-Krankenhaus, Frankfurt, Prof. Dr. K. Steinbereithner, Ludwig-Boltzmann-Institut für Experimentelle Anästhesie und Intensivmedizinische Forschung der Universität Wien, sowie Frau Dr. M. Gregori und Prof. Dr. H. Kleinsorge von der Abteilung Medizinische Forschung, Knoll AG, Ludwigshafen.

Für Organisation und Durchführung ergab sich folgender Ablauf:

1. An der Studie interessierte Ärzte (Leiter klinischer Abteilungen und ihnen unterstellte Ärzte) wurden in Vorträgen, Diskussionen und anhand schriftlicher Protokolle über Ziele und Bedingungen der Studie informiert.

2. Die Teilnahme an der Studie erfolgte nach eingehender Aufklärung über Ziele und Bedingungen nach erfolgter Unterzeichnung der Studienbedingungen durch die Leiter der klinischen Abteilungen.

3. Von den Leitern der klinischen Abteilungen wurde innerhalb der einzelnen Abteilungen ein für die Studie verantwortlicher Arzt bestimmt. Dieser war für die Einhaltung der Studienbedingungen in den jeweiligen Abteilungen verantwortlich; er mußte die an der Durchführung beteiligten Pflegekräfte und die neu hinzukommenden Ärzte über die Einzelheiten der Studie informieren; ihm oblag das Verteilen der Fragebögen und der Prüfampullen mit monovalentem Haptendextran, das Sammeln der ausgefüllten Fragebögen, deren Verschickung an das Institut für Chirurgische Forschung der Universität München und die Bearbeitung eventueller Rückfragen.

4. Für jeden Patienten mußte jede Erstinfusion einer Dextranlösung bzw. die erste Infusion einer Dextranlösung 48 h nach der letzten vorausgegangenen oder später jeweils nach vorheriger i.v.-Injektion von Haptendextran auf einem gesonderten Fragebogen protokolliert werden. Die dafür entworfenen Fragebogen bzw. Karten [(1), (3), (5) im Anhang A, S. 87 ff.] erfaßten neben diesen Injektionen bzw. Infusionen, der Identifikation des Patienten, dem Behandlungsdatum und dem Behandlungsort und der Feststellung einer möglichen UVR noch mehrere patienten- bzw. behandlungsspezifische Daten; da diese erfragten Daten in den einzelnen Studienabschnitten unterschiedlich waren, werden sie dort näher erläutert (s. unter 2.8.1.2, 2.8.2.2 und 2.8.3.2).

5. Ergab sich bei Injektion von Haptendextran bzw. Infusion einer Dextranlösung der Verdacht einer Unverträglichkeitsreaktion, so war vom verantwortlichen Arzt ein zweiter gesonderter Fragebogen auszufüllen mit detaillierten Angaben zu Ablauf, Symptomatik und Therapie der UVR (s. [(2) und (4) im Anhang A]. Wenn möglich sollte dieser Fragebogen durch Kopien weiterer wichtiger Dokumente, wie Anästhesieprotokoll oder Arztbriefe und Berichte zur Anamnese des Patienten, ergänzt werden. Im Falle des Verdachts einer UVR auf Haptendextran oder auf eine Dextraninfusion waren der für die Studie verantwortliche Arzt in der jeweiligen Klinik wie auch die Organisatoren am Institut für Chirurgische Forschung unverzüglich telefonisch zu benachrichtigen; zum einen sollte dadurch eine genaue Rekonstruktion und Dokumentation des zeitlichen Ablaufs der Reaktion und der begleitenden Maßnahmen und der Anwendung zusätzlicher Medikamente gewährleistet werden; besonders wichtig aber war die Sicherstellung von Blut oder Serum, das dem betroffenen Patienten vor und nach der Reaktion zur Bestimmung der DRA-Titer entnommen sein sollte. Blut oder Serum, das dem Patienten vor der Reaktion entnommen worden war, konnte bei sofortigem Nachforschen oft noch in Labors oder in der Blutbank der jeweiligen Klinik aufgefunden werden. In der Regel wurden die bei UVR beteiligten Ärzte und die betroffenen Patienten vom Autor bzw. von Frau Seemann auch direkt besucht, um mögliche Begleitumstände der Reaktion besser beurteilen zu können; erfahrungsgemäß können sich Ablauf und Begleitumstände von UVR in der Erinnerung der beteiligten Personen schon nach kurzer Zeit, auch schon nach einer halben Stunde, so verändert haben, daß dann bereits nicht mehr der tatsächliche Reaktionsablauf wiedergegeben wird. Die asservierten Blut- bzw. Serum-

proben wurden gekühlt bzw. eingefroren und zusammen mit den Fragebogen und Dokumenten zur UVR an das Institut für Chirurgische Forschung, Klinikum Großhadern, zur weiteren Bearbeitung verbracht.

6. In ungefähr 1- bis 2monatigen Abständen wurden den teilnehmenden Kliniken und Krankenhäusern je nach Verbrauch und Bedarf Fragebogen der Studie und Prüfpräparate von Haptendextran vom Institut für Chirurgische Forschung zugeschickt bzw. überbracht.

7. Die ausgefüllten Fragebogen bzw. Karten wurden in den Kliniken von den für die Studie verantwortlichen Ärzten gesammelt, auf korrektes Ausfüllen überprüft und evtl. den unterzeichnenden Ärzten zur Korrektur zurückgegeben. Die so überprüften Fragebogen bzw. Karten wurden dann in 1- bis 2monatigen Abständen an das Institut für Chirurgische Forschung, Klinikum Großhadern, zurückgeschickt.

8. Alle Fragebogen und Karten wurden am Institut für Chirurgische Forschung, Klinikum Großhadern, zunächst paginiert und in Aktenordnern gesammelt und dann nochmals auf korrektes Ausfüllen überprüft. Unkorrekt ausgefüllte Fragebogen wurden, nachdem Kopien von ihnen abgeheftet worden waren, mit der Bitte um Korrektur an die jeweiligen Kliniken und Krankenhäuser zurückgeschickt. Nach Vervollständigung und erneuter Retournierung der zunächst unkorrekt ausgefüllten Fragebogen bzw. Karten an das Institut für Chirurgische Forschung wurden diese dort gegen ihre Kopien in Aktenordnern ausgetauscht. Wurden korrekturbedürftige Fragebogen/Karten nicht wieder an das Institut für Chirurgische Forschung retourniert, wurden die vorhandenen unvollständigen Kopien, soweit möglich, ausgewertet.

9. Die Fragebogen in der Studie mit 10 ml Haptendextran und die Postkarten des Monitorings der Anwendung von 20 ml Haptendextran wurden von Hand ausgewertet (s. 2.8.1.4 und 2.8.3.4). Das Auswerten der Fragebogen in der Studie mit 20 ml Haptendextran erfolgte nach Kodierung und Übertragung der Daten auf Lochkarten am Rechner des Instituts für Medizinische Informationsverarbeitung, Statistik und Biomathematik der Universität München, Klinikum Großhadern (s. 2.8.2.4, ebenso zur Frage der Datensicherung).

10. Die an der Studie teilnehmenden Ärzte waren gebeten worden, im Zusammenhang mit der Injektion von Haptendextran oder der Infusion von Dextran beobachtete UVR auch dann mitzuteilen, wenn keine ursächliche Beteiligung von Dextran an der Reaktion anzunehmen war; damit sollte sichergestellt werden, daß alle DIAR, die im Rahmen der Studie auftreten konnten, erfaßt würden. Da im Zusammenhang mit Operationen, Anästhesien und Infusionen besonders leichtere UVR häufiger beobachtet werden, ergaben sich durch diesen Tatbestand allein zahlreiche Kontakte und Rückfragen zwischen den Organisatoren der Studie und den teilnehmenden Klinikärzten.

11. Die am Institut für Chirurgische Forschung bei einer Temperatur von $-20\,^{\circ}\text{C}$ asservierten Seren der Patienten, bei denen der Verdacht einer UVR bzw. DIAR geäußert worden war, wurden in etwa 2monatigen Abständen in Trockeneis verpackt an das Labor von Prof. Dr. W. Richter, Uppsala, bzw. an das Labor von Prof. Dr. D. Kraft, Wien, zur Bestimmung der DRA-Titer bzw. der DRA-Titer der Ig-Klassen geschickt. Den beiden Labors lagen lediglich die Serumproben mit Protokollnummmern, jedoch keinerlei Angaben über Patienten und die UVR vor.

12. Die Klassifizierung der klinischen Symptomatik der gemeldeten UVR nach der Schweregradskala von Ring u. Meßmer [201, 202] erfolgte nach genauer Analyse der Berichte über diese UVR zusammen mit den behandelnden Ärzten (s. 2.10.1).

13. Die Einstufung der UVR hinsichtlich der Kausalbeteiligung von Dextran an den Reaktionen erfolgte aufgrund der klinischen Analyse sowie aufgrund der initialen DRA-Titer und deren Veränderung während der Reaktionen in Übereinstimmung mit den behandelnden Ärzten (s. 2.10.3).

14. Nach Zwischenauswertungen der Fragebogen bzw. Postkarten und der gemeldeten UVR wurden mehrere Zwischenberichte sowie schließlich die Präsentation der Endergebnisse für die beratende Expertenkommission und die Sponsoren (Knoll AG, Ludwigshafen und Pharmacia AB, Uppsala) erstellt [75, 79, 123–127, 129, 155]. Zusätzlich wurden in Rundbriefen zum Jahresende und im Mai 1980 auch während einer Studientagung anläßlich der vorläufigen Zulassung von Promit als Arzneimittel die Studienteilnehmer über den aktuellen Stand der Ergebnisse informiert.

15. Die Teilnahme an der Studie erfolgte ohne finanzielle Unterstützung der beteiligten Kliniken. Die Gesamtorganisation und Durchführung wurde ermöglicht durch die Unterstützung der Firmen Knoll AG, Ludwigshafen, und Pharmacia AB, Uppsala, Schweden.

2.5 Studienbedingungen

In die Studie wurden die Patienten aufgenommen, bei denen eine intravenöse Erstinfusion bzw. eine erste Infusion innerhalb der letzten 48 h der Dextranpräparate Dx 40 oder Dx 60 bzw. eines Dextrankombinationspräparates der oben genannten Firmen vorgesehen war. Einige wenige Patienten hatten intraperitoneale Instillationen dieser Dextranpräparate zur Adhäsionsprophylaxe erhalten.

Jedem dieser Patienten wurden vor Beginn der Infusion innerhalb von 1–2 min 10 ml bzw. später 20 ml der Lösung von monovalentem Haptendextran i.v. injiziert; 2 min später begann die Infusion der Dextranlösung.

Für jeden Patienten wurde ein Fragebogen bzw. später beim Monitoring der Anwendung von Haptendextran eine Postkarte mit Unterschrift des Arztes ausgefüllt.

Bei Verdacht einer Unverträglichkeitsreaktion auf Haptendextran selbst oder auf Dx 40 oder Dx 60 wurde ein zweiter detaillierter Fragebogen beantwortet. Zusätzlich wurde möglichst eine Blut- oder Serumprobe, die dem Patienten vor der Reaktion entnommen worden war, sichergestellt; eine zweite Probe von etwa 10 ml Nativblut wurde kurz nach der Reaktion und eine dritte Blutprobe nach 7–14 Tagen entnommen. Von dem Nativblut wurde jeweils das Serum gewonnen und eingefroren zur späteren Bestimmung der Titer dextranreaktiver Antikörper.

Das monovalente Haptendextran wurde kostenlos von der Fa. Knoll AG, Ludwigshafen, zur Verfügung gestellt und vom Institut für Chirurgische Forschung der Universität München ausgegeben.

Die Indikationen zur Anwendung der einzelnen Infusionslösungen von Dextran wurden durch die Studie an den teilnehmenden klinischen Abteilungen nicht verändert.

Zur Klassifikation der Unverträglichkeitsreaktionen in Schweregrade s. 2.10.1 und 2.10.2.

Zur Beurteilung der kausalen Beteiligung an der Unverträglichkeitsreaktion s. 2.10.3.

Alle Fragebogen und Postkarten wurden am Institut für Chirurgische Forschung der Universität München archiviert.

Die Parallelstudien in der Schweiz und in Fennoskandinavien wurden mit gleichem Prüfprotokoll und in stetem Kontakt mit den Studienorganisatoren in der Bundesrepublik
Deutschland durchgeführt. Auf diese Weise konnte in den 3 Studien zusammen die projek-
tierte Gesamtzahl von 100 000 zu erfassenden Patienten erreicht werden.

2.6 Studienabschnitte

Die prospektive, multizentrische, klinische Studie zur Prüfung der Wirksamkeit von monovalentem Haptendextran wurde vom 4. 3. 1978 bis 31. 1. 1982 durchgeführt.

Aufgrund wiederholter Analysen von Zwischenergebnissen wurden einmal die Dosis der
Prüfsubstanz und einmal der Erfassungsmodus der Anwendung der Prüfsubstanz geändert,
so daß sich schließlich 3 Studienabschnitte ergaben:

1. Im 1. Studienabschnitt wurde die Wirksamkeit einer Prophylaxe der DIAR mit 10 ml der
   15%igen Lösung von monovalentem Haptendextran geprüft. Jede Hapteninjektion und
   Dextraninfusion wurde pro Patient auf Einzelfragebogen dokumentiert. Die Analyse der
   Ergebnisse nach einem Jahr Studienzeit zeigte noch nicht die durch die Haptenprophylaxe
   erwartete Reduktion von Häufigkeit und Schwere der DIAR. In Übereinstimmung mit der
   Expertenkommission wurde deswegen die Dosis von Haptendextran auf 20 ml der 15%igen
   Lösung erhöht, um zu prüfen, ob ein höherer molarer Überschuß von Hapten im Blut
   eine sicherere Prophylaxe der DIAR ermöglicht.
2. Der Studienabschnitt mit 20 ml der 15%igen Lösung von monovalentem Haptendextran
   wurde vom 1. 6. 1979 bis zum 30. 6. 1981 mit identischem Protokoll durchgeführt. Die
   Dokumentation erfolgte ebenfalls auf Einzelfragebogen. Nachdem etwa 24 000 Patienten
   in diesem Studienabschnitt erfaßt worden waren, ergab eine vorläufige Analyse der eige-
   nen und der Ergebnisse der Parallelstudien in der Schweiz und in Fennoskandinavien, daß
   das Studienziel im wesentlichen erreicht war und die Voraussetzungen für eine Registrie-
   rung des Medikaments Promit beim Bundesgesundheitsamt erfüllt waren.
3. Als Auflage durch das Bundesgesundheitsamt (BGA) mußte für einen begrenzten Zeitraum jedoch in den an der Studie teilnehmenden klinischen Abteilungen die Wirksamkeit
   einer Prophylaxe der DIAR mit 20 ml monovalentem Haptendextran (15%) im Sinne
   eines „drug monitoring" weiter erfaßt werden. Die Studie wurde deshalb vom 1. 7. 1981
   bis 31. 1. 1982 fortgeführt, wobei der Erfassungsmodus der Anwendung von Haptendextran und nachfolgender Dextraninfusionen durch Postkarten wesentlich vereinfacht
   wurde (s. [(5) im Anhang A]. Die übrigen Studienbedingungen wurden unverändert beibe-
   halten.

2.7 Teilnehmende Kliniken und Untersucher

Die Teilnahme an der multizentrischen Studie erfolgte freiwillig und ohne Honorierung.
   Die Studie begann am 4. 3. 1978 im Bereich des Instituts für Anästhesiologie, Kliniken
Innenstadt der Universität München. Ende Juli 1978, nachdem ausreichende Erfahrungen
gesammelt worden waren, wurden weitere Krankenhäuser und Kliniken in die Studie aufgenommen, so daß schließlich Häuser unterschiedlicher Größe und mit verschiedenen Versorgungsaufgaben repräsentiert waren.

Teilnehmer. Krankenhauszweckverband Augsburg (Prof. Eckart, Frau Dr. Neeser); Kreiskrankenhaus Fürstenfeldbruck (Dr. Ertel); Kreiskrankenhaus Krumbach (Dr. Scholz, Dr. Strassner); Maria-Theresia-Klinik München (Frau Dr. von König); Krankenhaus München-Harlaching (Prof. Paal, Dr. Pfeiffer); Krankenhaus München-Pappenheimstraße (Dr. Walchner, Dr. Rahn); Krankenhaus München-Schwabing (Prof. König, Frau Dr. von Sternberg); Orthopädische Klinik München-Harlaching (Frau Dr. Laubal); I. Universitätsfrauenklinik München (Dr. Stiebler, Prof. Graeff); Krankenhaus der Missions-Benediktinerinnen Tutzing (Prof. Dobbelstein, Dr. Weiss); Johanniter-Krankenhaus Bonn (Dr. Grabs); Kreiskrankenhaus Neu-Ulm (Frau Dr. Henkel, Frau Dr. Spilker); HNO-Klinik der FU Berlin (Prof. Kastenbauer, Dr. von Scheel); Kreiskrankenhaus Freilassing (Dr. Männer, Dr. Schwab); Neurologische Klinik, Universitätsklinikum Großhadern, München (Prof. Schrader); Anästhesiologie, Universitätskliniken München-Innenstadt (Prof. Peter); Anästhesiologie, Universitätsklinikum Großhadern, München (Prof. Peter).

2.8 Besonderheiten der einzelnen Studienabschnitte

2.8.1 Studienabschnitt mit 10 ml monovalentem Haptendextran

2.8.1.1 Zeitraum

Der Studienabschnitt mit 10 ml monovalentem Haptendextran wurde am 4. 3. 1978 begonnen. Ab 1. 6. 1979 erfolgte in den einzelnen klinischen Abteilungen sukzessive, beginnend im Klinikum Großhadern, die Erhöhung der Dosis auf 20 ml monovalentes Haptendextran (15%) und damit der Übergang in den zweiten Studienabschnitt.

2.8.1.2 Aufbau der Fragebogen

Der für jeden Patienten, der in der Studie erfaßt wurde, vom behandelnden Arzt auszufüllende und mit Datum und Unterschrift zu versehende Fragebogen [(1) im Anhang A, S. 87] enthielt Angaben über

die klinische Abteilung, Patientenname und Geburtsdatum, Diagnose und Behandlung, allergische Diathese; Indikation für die Dextraninfusion, Zustand des Patienten mit oder ohne Anästhesie, evtl. im Schock, Art der Prämedikation und Anästhesie bei operativen Behandlungen, kurze Angaben zu eventuellen UVR auf die Injektion von Haptendextran bzw. auf die Dextraninfusion; verwendete Dextranpräparate, Zeitintervall zwischen Injektion und Infusion.

Bei UVR auf Dx 1 bzw. Dx 40/60 waren im zweiten Fragebogen [(2) im Anhang A] neben der Identifikation des Patienten und des Krankenhauses folgende Fragen zu beantworten:

zeitlicher Abstand vom Beginn der Infusion bis zum Auftreten der Reaktion, Menge der infundierten Dextranlösung, Bewußtseinszustand des Patienten vor der Reaktion, genaue Angaben der Symptomatik der UVR einschließlich Kreislaufveränderungen, Therapie der UVR, Angabe ob UVR nach oder während Hapteninjektion oder Dextraninfusion, Chargen-Nr. des Dextranpräparats, frühere Applikation von Dx.

2.8.1.3 Teilnehmende Kliniken und Untersucher

Von den unter 2.7 aufgeführten Teilnehmern nahmen an diesem Studienabschnitt 8 Krankenhäuser und klinische Abteilungen teil: Krankenhauszweckverband Augsburg; Kreiskrankenhaus Fürstenfeldbruck; Maria-Theresia-Klinik München; Krankenhaus München-Harlaching; Krankenhaus München-Pappenheimstraße; Krankenhaus München-Schwabing; Anästhesiologie, Universitätskliniken München-Innenstadt; Anästhesiologie, Universitätsklinikum Großhadern.

2.8.1.4 Auswertung der Fragebogen

Nach dem Paginieren, der Korrektur und dem Archivieren der Fragebogen (s. unter 2.4) erfolgte die weitere Auswertung von Hand. Alle 1–2 Monate wurden Zwischenergebnisse erstellt, wobei v. a. die Häufigkeit der Anwendungen von Haptendextran vor Dextraninfusionen und der dabei evtl. beobachteten UVR ermittelt wurden.

2.8.2 Studienabschnitt mit 20 ml monovalentem Haptendextran

2.8.2.1 Zeitraum

Dieser Studienabschnitt wurde am 1. 6. 1979 begonnen und am 30. 6. 1981 beendet, nachdem in Übereinstimmung mit der Expertenkommission die Zahl erfaßter Patienten zur Prüfung der Wirksamkeit von Haptendextran als ausreichend befunden wurde.

2.8.2.2 Aufbau der Fragebogen

Für diese Studie mit 20 ml Haptendextran wurden die bis dahin benutzten Fragebogen nach kurzer Übergangszeit gegen computergerechte Fragebogen ausgetauscht [s. (3) im Anhang A].

Für die gewünschten Informationen, die explizit, also nicht nur mit „ja“ oder „nein“, zu beantworten waren, wie Wohnort, Klinik, Diagnose, Behandlung und Fachbereich der Klinik, wurden Kodierungslisten für die Übertragung dieser Angaben auf Lochkarten erstellt. Die Patienten waren durch eine fortlaufende Nummer und über ihr Geburtsdatum zu identifizieren. Das Geburtsdatum wurde als 6stellige Zahl (ohne Jahrhundertangabe) ebenso wie das Behandlungsdatum direkt auf die Lochkarten übertragen; zur Identifizierung der Wohnorte dienten die Postleitzahlen, zusätzlich eine 2stellige Kodierung für die einzelnen Nationen.

Der bei Verdacht einer UVR auszufüllenden Fragebogen [(4) im Anhang A] wurde ebenfalls neu gestaltet. Auf dem nunmehr 2seitigen Bogen wurden die Hinweise zur Asservierung der Blutproben besonders betont; zudem wurde eine detaillierte Schilderung der Symptomatik und des zeitlichen Ablaufs der Reaktion, sowie der Dokumentation gleichzeitig verabreichter anderer Medikamente und der durchgeführten Therapie verlangt.

2.8.2.3 Teilnehmende Kliniken und Untersucher

Alle unter 2.7 aufgeführten Kliniken und klinischen Abteilungen mit Ausnahme des Kreiskrankenhauses Fürstenfeldbruck nahmen an diesem Studienabschnitt teil.

2.8.2.4 Auswertung der Fragebogen

Die Fragebogen wurden nach vorher erstellten Kodierungslisten vollständig kodiert. Die Kodierung wurde stichprobenartig kontrolliert. Während der laufenden Studie mußten die Kodierungslisten, nämlich die Liste der Diagnosen, die nach der „WHO-Klassifikation der Krankheiten" erstellt worden war, und die Therapieliste mehrfach ergänzt werden. Die Kodierung der Fragebogen wurde auf Lochkarten des Instituts für Medizinische Informationsverarbeitung, Statistik und Biomathematik der Universität München übertragen; auch diese Lochkarten wurden stichprobenartig kontrolliert.

Die mit der Kodierung bzw. Übertragung der Kodierung auf Lochkarten betrauten Mitarbeiter unterstanden der ärztlichen Schweigepflicht. Bei den Lochkarten, Dateien und Datenbanken war Datenschutz dadurch gewährleistet, daß eine unbefugte Auswertung der Patientendaten nur bei Kenntnis der Fragebogen und Kodierungslisten möglich gewesen wäre; diese aber waren nur den der Schweigepflicht unterstehenden Mitarbeitern zugänglich.

Für die in etwa 2monatigen Abständen erstellten Zwischenergebnisse über die Häufigkeit der Anwendung von Haptendextran und die Häufigkeit evtl. beobachteter UVR wurden auch die computergerechten Fragebogen, wie im Studienabschnitt mit 10 ml Hapten (vgl. 2.8.1), von Hand ausgewertet; die Erstellung von Datenbanken zum jeweiligen Abruf dieser wenigen Ergebnisdaten über den Rechner wäre zu aufwendig gewesen.

Über den Rechner des Instituts für Medizinische Informationsverarbeitung, Statistik und Biomathematik wurden 2mal alle von den Lochkarten eingegebenen Studiendaten nach Erstellung von Dateien und Datenbanken mit Hilfe des Auswertungssystems Savod im Dialogverfahren ausgewertet. Zu Beginn des Jahres 1981 wurde eine Zwischenauswertung und zu Beginn des Jahres 1982 die Endauswertung aller Studiendaten vorgenommen. Die Ergebnisse wurden in 2 Berichten zusammengestellt, die jeweils der Fa. Knoll AG, Ludwigshafen, der Fa. Pharmacia AB, Uppsala, und durch die Fa. Knoll AG der Arzneimittelkommission des Bundesgesundheitsamtes zugeleitet wurden.

2.8.3 Postkartenmonitoring der Anwendung von 20 ml monovalentem Haptendextran

2.8.3.1 Zeitraum

Dieser Studienabschnitt wurde am 1. 7. 1981 begonnen und am 31. 1. 1982 abgeschlossen und damit die Gesamtstudie beendet.

2.8.3.2 Aufbau der Karten

Das Monitoring der Anwendung von 20 ml monovalentem Haptendextran erfolgte auf Karten, die im Postkartenformat konzipiert und mit der Anschrift des Autors versehen waren

[(5) im Anhang A]. Da einige dieser Karten auch mit der Post zurückgeschickt wurden, war
der Patientenname nur mit den Initialen anzugeben. Neben der ärztlichen Unterschrift und
der Angabe des Behandlungsdatums war lediglich anzukreuzen, ob Macrodex oder Rheomacrodex nach Gabe von Promit infundiert worden und ob eine Unverträglichkeitsreaktion beobachtet worden war.

2.8.3.3 Teilnehmende Kliniken und Untersucher

Von den unter 2.7 aufgeführten Kliniken und Untersuchern nahmen an diesem Studienabschnitt nicht mehr teil: Kreiskrankenhaus Fürstenfeldbruck; Krankenhaus München-Harlaching; Orthopädische Klinik München-Harlaching; Krankenhaus München-Schwabing.

2.8.3.4 Auswertung der Postkarten

Die Rücksendung der Karten erfolgte ähnlich wie die der Fragebogen gesammelt in 1- bis
2monatigen Abständen. Eine Kontrolle, Rücksendung und Korrektur fehlerhafter Angaben
war wegen der wenigen überhaupt geforderten Daten meist nicht erforderlich. Wie bereits in
der Studie mit 10 ml Haptendextran, so erfolgte auch hier die Auswertung von Hand.

2.9 Laboruntersuchungen

Alle Bestimmungen der DRA-Titer mittels der passiven Hämagglutinationsmethode [72], bei
der alle Immunglobulinklassen erfaßt werden, wurden im Labor von Prof. Dr. W. Richter,
Uppsala, durchgeführt. Die Titer der einzelnen Immunglobulinklassen und -subklassen der
DRA wurden mittels der „red cell-linked antigen-antiglobulin reaction" (RCLAAR) [115,
116] im Labor von Prof. Dr. D. Kraft, Wien, bestimmt. Die in diesen Labors angewandten
Methoden werden im folgenden dargestellt.

2.9.1 Passive Hämagglutination

Stearoyldextran. Nach der Methode von Hämmerling u. Westphal [72] wurden O-Stearoyl-
reste an Dextranfragmente (B-512-Dextran) mit $\overline{M}_w$ = 70000 gebunden; der Substitutions-
grad entspricht 1 Stearoylgruppe auf 20 Glukoseeinheiten.

Sensibilisierte Erythrozyten. Menschliches Vollblut der Blutgruppe 0 (Rh-positiv) wurde gesunden Freiwilligen jeweils frisch entnommen. Das Blut wurde 3mal bei 3000 U/min über
10 min zentrifugiert und jeweils mit 0,9%iger NaCl-Lösung gewaschen. 0,2 ml des so erhaltenen Erythrozytenkonzentrats wurden anschließend in 10 ml 0,9%iger NaCl-Lösung mit
1 mg Stearoyldextran bei 37 °C für 30 min inkubiert. Danach erneut 3maliges Zentrifugieren
und Waschen in 0,9%iger NaCl-Lösung zum Entfernen des Stearoyldextranüberstands und
Wiederauffüllen mit 0,9%iger NaCl-Lösung auf 10 ml (2%ige Suspension).

Humanserum. Nativblut von Patienten, deren DRA-Titer bestimmt werden sollte, wurde 10 min bei 3000 U/min zentrifugiert, das Serum separiert und bei −20 °C gelagert. Das Einfrieren des Serums erfolgte entweder innerhalb von 24 h nach Entnahme des Blutes oder, wenn das Blut sofort bei +4 °C gekühlt gehalten wurde, innerhalb der nächsten 3 Tage.

Hämagglutination (HA). Von den Humanseren wurden auf Mikrohämagglutinationsplatten (Mikrotiterplatten, „u-shaped", Fa. Coke, USA) mit 0,9%iger NaCl-Lösung 1:2-Reihenverdünnungen mit Aliquots von 50 μl hergestellt. Zu jedem Aliquot wurden 50 μl der 2%igen Suspension sensibilisierter Erythrozyten zugegeben, für 30 min bei 37 °C inkubiert und die Hämagglutination nach 2 und 24 h abgelesen. Als Kontrolle dienten unsensibilisierte Erythrozyten der Blutgruppe 0 (Rh-positiv).

2.9.2 Red cell-linked antigen-antiglobulin reaction (RCLAAR) zur Bestimmung der Klassen und Subklassen von DRA

Antidextranantiserum. Bei Kaninchen wurde ein hyperimmunes Antidextranantiserum (spezifische Antikörper 5,2 mg/ml Serum) nach der Methode von Richter u. Kågedal [193] induziert. Das Antiserum wurde zur direkten Hämagglutination gegen spezifisch sensibilisierte und nichtsensibilisierte menschliche Erythrozyten der Blutgruppe 0 (Rh-positiv) verwendet (positive und negative Kontrollen).

Humanes Kontrollserum. Serumproben von 21 gesunden Laborassistenten wurden gepoolt und dieses Referenzserum bei jedem Test eingesetzt.

Sensibilisierte Erythrozyten. Menschliches Blut der Blutgruppe 0 (Rh-positiv) wurde gesunden Freiwilligen vor jedem Test frisch entnommen, 5mal zentrifugiert und in Phosphatpuffer („phosphate buffered saline", PBS) gewaschen zur Gewinnung des Erythrozytenkonzentrats. 0,2 ml der konzentrierten Erythrozytensuspension wurden in 10 ml PBS mit 0,13 mg Stearoyldextran bei 37 °C für 30 min inkubiert. Nach 3maligem Zentrifugieren und Waschen in PBS wurde eine 2%ige Suspension sensibilisierter Erythrozyten belassen.

Klassen- und subklassenspezifische Antiglobulinantikörper. Kaninchen-Antihuman-Ig-Antiseren wurden von den Behringwerken, Marburg/Lahn, bezogen und mittels Erythrozyten, die mit Myelomproteinen sensibilisiert waren, auf ihre Spezifität getestet. Dazu wurden gereinigte IgG-, IgM-, IgA- und IgD-Myelomproteine nach der Chromchloridmethode von Gold u. Fudenberg [56] an Humanerythrozyten der Blutgruppe 0 (Rh-positiv) gebunden. Nach Hämagglutination gegen diese Testseren wurden schließlich folgende Antihuman-Ig-Antiseren für die RCLAAR verwendet (wobei die Titer der jeweils anderen Ig-Klassen 1:64 oder niedriger waren):

- Anti-IgG, Serien-Nr. 2733 D (Endverdünnung 1:400);
- Anti-IgM, Serien-Nr. 2716 K (Endverdünnung 1:200);
- Anti-IgA, Serien-Nr. 2919 A (Endverdünnung 1:100);
- Anti-IgD, Serien-Nr. 2604 E (Endverdünnung 1:100).

Lyophilisiertes ^{125}J-markiertes Kaninchenantihuman-IgE (D_{e2}) wurde von Pharmacia AB, Uppsala, Schweden, als eine Komponente des RAST (Radio-allergo-sorbent-Test) geliefert.

Dieses Anti-IgE war mittels Immunosorbenttechniken gereinigt und enthielt 1 μCi/ml am Markierungsdatum. Es wurde nach der Gebrauchsanweisung aufbereitet.

Antiseren gegen humanes IgG_4 wurden in Mäusen und gegen humane IgG_2 und IgG_3 in Pavianen mit Hilfe gereinigter Myelomproteine induziert [116]. Bei allen Antiseren gegen Subklassen wurden die jeweils unerwünschten Antiklassen-, Antisubklassen- und Leichte-Ketten-Antikörper über Säulendilution durch spezifische Myelomproteine absorbiert, die an CNBr-aktivierte Sepharose 4B (Pharmacia AB) gebunden waren. Die Spezifität wurde mit Hilfe der Hämagglutinationsmethode getestet, wobei gereinigte IgG_1-, IgG_2-, IgG_3-, IgG_4-, IgG-, IgA- oder IgM-Myelomproteine mit Chromchlorid [56] an Erythrozyten (Blutgruppe 0, Rh-positiv) gebunden worden waren (0,3 mg Protein/0,1 ml konzentrierte Erythrozyten).

Um unerwünschte Reaktionen zu vermeiden, wurden die Verdünnungen der Antisubklassenantiglobuline 2–3 Stufen über der höchsten Stufe gewählt, bei der noch Kreuzreaktionen auftraten, so daß Antiglobuline der folgenden Verdünnung benutzt wurden: Anti-IgG_2 1:40; Anti-IgG_3 1:300; Anti-IgG_4 1:100. Zur Kontrolle der Reaktivität wurde die IgG-Beladung von an Erythrozyten gebundenen Myelomproteinen verglichen mit der Menge von IgG, die an dextransensibilisierten Erythrozyten gebunden wurde (verwendet wurden Patientenseren mit Titern von ungefähr 1:8000); zusätzlich wurde die Spezifität der Reaktionen durch Hemmungsversuche gesichert. Die Reinigung der Antiglobulinantiseren erfolgte durch Inkubation mit an Erythrozyten (Blutgruppe 0, Rh-positiv) gebundenem Dextran.

Red cell-linked antigen-antiglobulin reaction (RCLAAR). Gleiche Volumina der 2%igen Lösung sensibilisierter menschlicher Erythrozyten wurden mit gleichen Volumina der in Reihenverdünnungen vorliegenden Humanseren vermischt. Nach einer Inkubation von 30 min bei Raumtemperatur wurden die Zellen 2mal gewaschen. Anschließend konnte durch Zugabe der klassen- und subklassenspezifischen Antiglobulinantikörper anhand der Hämagglutination abgelesen werden, wieviel Dextranantikörper an die Erythrozyten gebunden worden waren. Erythrozytensuspensionen in PBS, die nicht mit Humanseren inkubiert worden waren, dienten als Kontrollen, um sicherzustellen, daß die Antiglobulinantikörper nicht mit den sensibilisierten Erythrozyten reagierten.

Red cell-linked antigen-radioactive antiglobulin reaction (RCLARAR). Da die oben beschriebene RCLAAR zwar Antikörper der meisten Immunglobulinklassen und -subklassen bestimmen und messen kann, zum Nachweis der IgE aber relativ unempfindlich ist, wurde der Test zu diesem Zweck folgendermaßen modifiziert: 200 μl der 2%igen Suspension sensibilisierter Erythrozyten wurden mit 100 μl des 1:10 verdünnten Serums über 3 h bei Raumtemperatur inkubiert. Nach 2maligem Waschen mit 0,1%iger Gelatine-PBS wurden die Zellen in 600 μl 1%iger HSA-PBS („human serum albumin-phosphate buffered saline") resuspendiert und davon je 250 μl in Plastikröhrchen zu Doppelbestimmungen gegeben. Je 50 μl einer Lösung von ^{125}J-Antihuman-IgE wurden zu den beiden Proben dazugegeben und die Röhrchen in einem Winkel von 45° bei Raumtemperatur für 17 h in Längsrotation versetzt. Nach anschließend 3maligem Waschen mit 0,1%iger Gelatine-PBS wurde die von den Zellen zurückgehaltene Radioaktivität im Gammazähler gemessen.

Erläuterungen zur Bestimmung der DRA-Titer. Blutproben zur Gewinnung von Serum wurden zu folgenden Zeitpunkten entnommen und mit Buchstaben in alphabetischer Reihenfolge gekennzeichnet:

A = Blutprobe entnommen vor UVR,
B = Blutprobe entnommen unmittelbar nach und bis 24 h nach UVR,
C = Blutprobe entnommen 5 Tage bis 3 Wochen nach UVR.

Die in den Ergebnissen aufgelisteten, nach der Hämagglutinationsmethode (HA) bestimmten Titer der Gesamt-DRA wurden sämtlich im Labor von Prof. Dr. Richter in Uppsala bestimmt. Dieses Labor dient als Referenzlabor und hat seit 1972 die Bestimmungen aller DRA-Titer unter identischen Bedingungen durchgeführt.

Zur Dokumentation der mittels der RCLAAR bestimmten Titer der Ig-Klassen und -Subklassen sind in den Tabellen der „Immunologischen Befunde" jedoch auch die bei Prof. Dr. Kraft in Wien mittels der passiven Hämagglutination ermittelten Titer der Gesamt-DRA aufgeführt; diese Methode der passiven Hämagglutination wird von Prof. Dr. Kraft als erste Stufe der RCLAAR „direkte Agglutination" (DA) genannt. Da diese DA-Titer von den im Labor von Prof. Dr. Richter ermittelten HA-Titern abweichen können, mußten sie gesondert dokumentiert werden, vor allem da sich die Titer der Ig-Klassen und -Subklassen von den DA-Titern ableiten.

2.10 Analyse der Unverträglichkeitsreaktionen (UVR)

2.10.1 Klassifikation der klinischen Symptome der UVR bei Infusion von Kolloidlösungen

Zur besseren Beurteilung und Vergleichbarkeit wurden die klinischen Symptome der einzelnen UVR nach der Skala von Ring u. Meßmer (Tabelle 1, [201, 202]) in 4 Schweregrade eingeteilt.
Die Einordnung einer DIAR in einer dieser 4 Schweregrade wurde von den Organisatoren der Studie in Übereinstimmung mit den behandelnden Ärzten schriftlich bzw. belegt durch das Protokoll einer Beratung mit den Organisatoren vorgenommen. Besonders wichtige Entscheidungshilfen waren dabei die Aufzeichnungen über die UVR auf den speziell dafür vorgesehenen Fragebogen, die Kopien der Anästhesieprotokolle bzw. Operationsberichte, soweit vorhanden, und ggf. die Befragung der betroffenen Patienten.

Tabelle 1. Schweregradskala der klinischen Symptomatik von UVR auf Kolloidlösungen. (Nach Ring und Meßmer [201, 202])

Schweregrad	Klinische Symptomatik
I	Hauterscheinungen (Flush, Erythem, Urtikaria)
II	Nicht lebensbedrohliche hämodynamische Reaktion (Blutdruckabfall systolisch 20–60 mmHg), Dyspnoe, Nausea, Erbrechen
III	Schock (Blutdruckabfall systolisch > 60 mmHg), lebensbedrohlicher Bronchospasmus
IV	Herz- und/oder Atemstillstand

2.10.2 Klassifikation der klinischen Symptome der UVR bei Injektion von monovalentem Haptendextran

Während der Studie wurden UVR auch während oder kurz nach der Injektion von monovalentem Haptendextran beobachtet. Da diese Reaktionen im zeitlichen Ablauf und in der Kombination von Symptomen unterschiedlich im Vergleich zu den UVR bei Kolloidinfusionen waren, wurde in Zusammenarbeit mit den Leitern der Parallelstudie in Skandinavien eine eigene Klassifikationsskala vereinbart (Tabelle 2).

Tabelle 2. Klassifizierung der klinischen Symptomatik von UVR bei Injektion von monovalentem Haptendextran

Klassifizierung	Klinische Symptomatik
A	Nur Hautsymptome
A_1	Tachykardie mit oder ohne Hautsymptome
A_2	Tachykardie, Arrhythmie mit oder ohne Hautsymptome
B_1	Bradykardie (< 60/min) ohne Hypotension
B_2	Bradykardie mit leichter Hypotension (Blutdruck systolisch $\geqslant 60$ mmHg)
B_3	Bradykardie mit schwerer Hypotension (Blutdruck systolisch < 60 mmHg)
C_1	Leichte Hypotension (Blutdruck systolisch $\geqslant 60$ mmHg)
C_2	Schwere Hypotension (Blutdruck systolisch < 60 mmHg)
C_3	Schwere Hypotension und Nausea und/oder Blässe und/oder Frösteln
D	Hypertension mit oder ohne Hautsymptome
E	Nausea, Blässe, Frösteln

Die Klassifizierung der klinischen Symptome der UVR bei Injektion von monovalentem Haptendextran erfolgte — wie bei den UVR bei Infusionen — anhand aller verfügbaren schriftlichen Unterlagen über die Reaktion und in Übereinstimmung mit den behandelnden Ärzten.

2.10.3 Kausalität der UVR

Jede der registrierten UVR während oder nach Injektion von Haptendextran bzw. Infusion von Dextran wurde nach Auswertung aller verfügbaren Daten hinsichtlich einer ursächlichen Beteiligung von Dextran bzw. Haptendextran an der Reaktion einer von 3 Kausalitätsstufen zugeteilt. Dies erfolgte v. a. unter Berücksichtigung des zeitlichen Zusammenhangs zwischen der Dextraninfusion bzw. Hapteninjektion, der Koinzidenz mit der Applikation anderer Medikamente und der klinischen Reaktion.

Bei den UVR auf Dextraninfusionen wurden die DRA-Titer im Serum, das vor und nach der Reaktion entnommen war, zur Bewertung mit herangezogen. Ein entscheidender Hinweis für eine Beteiligung von Dextran an der Reaktion war dabei ein initial hoher DRA-Titer und ein deutlicher Abfall dieses Titers während der Reaktion.

Die Beurteilung der kausalen Beteiligung von Haptendextran an UVR erfolgte anhand der klinischen Symptomatik, des zeitlichen Ablaufs der Reaktion und der Berücksichtigung einer möglichen gleichzeitigen Wirksamkeit anderer applizierter Medikamente.

Die 3 Kausalitätsstufen:

(1) Dextran ist wahrscheinlich die Ursache der Reaktion.
(2) Dextran ist als Ursache der Reaktion nicht auszuschließen.
(3) Dextran ist als Ursache der Reaktion mit Sicherheit auszuschließen.

In der vorliegenden Studie wurden alle UVR, die den Kausalitätsstufen 1 und 2 zugeteilt wurden, als DIAR bzw. als durch Haptendextran bedingte UVR geführt und in den weiteren statistischen Berechnungen verwendet; d. h. UVR der Kausalitätsstufe 2 wurden ebenso als dextranbedingt geführt wie die der Kausalitätsstufe 1.

2.11 Statistische Analyse

In der vorliegenden Studie wurde eine nicht mit monovalentem Haptendextran vorbehandelte oder placebobehandelte Patientengruppe nicht mitgeprüft. Die Wirksamkeit einer Prophylaxe mit monovalentem Haptendextran wurde daher durch Vergleich der Ergebnisse der vorliegenden Studie mit den Ergebnissen einer Studie von Gruber et al. [68] überprüft, in der die Wirksamkeit von Dextran 70 zur Prophylaxe postoperativer Lungenembolien untersucht worden war. Der Tatsache, daß die Ergebnisse zweier verschiedener Studien nur mit Einschränkungen miteinander verglichen werden können, wurde folgendermaßen Rechnung getragen: Der Vergleich erfolgte mit Hilfe der 95%-Vertrauensbereiche der Poisson-Verteilung; bezüglich der Wirksamkeit des Haptendextrans wurde der ungünstigste Fall angenommen und die niedrigste Inzidenz der DIAR in der Studie ohne Hapten mit der höchsten Inzidenz der DIAR in der vorliegenden Studie verglichen.

3 Ergebnisse

3.1 Gesamtzahlen

3.1.1 Studienabschnitt mit 10 ml monovalentem Haptendextran

In diesem Studienabschnitt konnten 6115 Fragebogen ausgewertet werden (s. Tabelle 3).
Die Klassifikation und Einstufung der beobachteten UVR ist aus Tabelle 4 ersichtlich.
Von 6114 Patienten, bei denen protokollgerecht die Vorinjektion von 10 ml Haptendextran
dokumentiert wurde, reagierte eine Patientin mit einer UVR nach i.v.-Injektion von nur 3 ml
Haptendextran (s. unter 3.5).

Im Studienabschnitt mit 10 ml Haptendextran wurden 2 UVR während bzw. nach Beendigung der Infusion von Dextran beobachtet (Pat. Nr. 3211 und 3226), die eine deutliche neurologische Symptomatik aufwiesen. Aufgrund dieser Symptome, der zugrundeliegenden neurologischen Erkrankung und des zeitlichen Verlaufs von Infusion und Symptomentwicklung konnten diese Reaktionen nicht als DIAR klassifiziert werden (s. unter 3.2).

3.1.2 Studienabschnitt mit 20 ml monovalentem Haptendextran

Im Studienabschnitt mit 20 ml monovalentem Haptendextran wurden 24637 Fragebogen
ausgewertet. Die Aufschlüsselung der ausgewerteten Fragebogen zeigt Tabelle 5; die Klassifikation und die Einstufung der beobachteten UVR sind aus Tabelle 6 ersichtlich.

Tabelle 3. Aufschlüsselung der ausgewerteten Fragebogen (Studienabschnitt mit 10 ml monovalentem Haptendextran)

Fragebogen ausgewertet	Fragebogen	
	n	n (gesamt)
Fragebogen mit Patientenname und Unterschrift		6115
davon ohne Vorinjektion von Dx 1	1	
Fragebogen mit Patientenname und Unterschrift und Dokumantation der Vorinjektion von Dx 1		6114
davon ohne nachfolgende Infusion von Dx 40/60	1	
Fragebogen mit Patientenname und Unterschrift und Dokumentation der Vorinjektion von Dx 1 und der Infusion von Dx 40/60		6113

Tabelle 4. Häufigkeit der UVR (DIAR) (Studienabschnitt mit 10 ml monovalentem Haptendextran)

Patienten (gesamt)	UVR		Schweregrad			
	Kausalität[a]	n (%)	I n (%)	II n (%)	III n (%)	IV n (%)
6113	1 und 2 (DIAR)	13 (0,213)	8 (0,130)	3 (0,049)	2 (0,033)	0
	3 (keine DIAR)	4	1	2	1	0

[a] UVR der Kausalitätsstufen 1 und 2 werden in den Ergebnislisten unterschiedslos als DIAR geführt (s. 2.10.3)

Gegenüber früheren tabellarischen Zusammenstellungen der Resultate (Laubenthal et al. [123]) hat sich eine Verminderung der Anzahl der DIAR vom Schweregrad II von 4 auf 3 ergeben. Dies beruht darauf, daß aufgrund der später erhaltenen Ergebnisse der Titer der IgG-DRA bei einem Patienten mit einer Reaktion vom Schweregrad II die Einstufung „Dextran als Ursache nicht auszuschließen" in „Dextran als Ursache mit Sicherheit auszuschließen" geändert werden konnte.

Bei 24554 Patienten war die Vorinjektion von Haptendextran im Studienabschnitt mit 20 ml monovalentem Haptendextran protokollgerecht dokumentiert worden; 15mal wurde dabei der Verdacht einer UVR auf Haptendextran selbst geäußert. In 8 Fällen war Haptendextran die wahrscheinliche oder mögliche Ursache der Reaktion, für die restlichen 7 UVR konnte eine Beteiligung von Haptendextran an den Reaktionen ausgeschlossen werden (s. unter 3.5).

3.1.3 Monitoring der Anwendung von 20 ml monovalentem Haptendextran

Innerhalb der Monitoringphase der Prophylaxe mit 20 ml monovalentem Haptendextran wurden 6571 Postkarten zur Auswertung zurückgeschickt. Die Aufschlüsselung der ausgewerteten Karten zeigt Tabelle 7, die Klassifikation und die Einstufung der UVR Tabelle 8.
Bei 6392 Patienten wurde während des Monitorings der Anwendung von Haptendextran protokollgerecht die Vorinjektion von 20 ml monovalentem Haptendextran dokumentiert; dabei wurde noch eine UVR auf Haptendextran selbst (Kausalität 1) beobachtet (s. unter 3.5).

Bei 6390 Patienten mit protokollgerechter Vorinjektion von Haptendextran und nachfolgender Infusion von Dextran wurden 2 UVR mit eindeutig neurologischer Symptomatik mitgeteilt (Pat.-Nr. 3348 und 3359). Aufgrund der Symptome, der zugrundeliegenden Erkrankung und des zeitlichen Verlaufs von Infusion und Symptomentwicklung konnten diese UVR nicht als DIAR klassifiziert werden (s. unter 3.2).

Tabelle 5. Aufschlüsselung der ausgewerteten Fragebogen (Studienabschnitt mit 20 ml monovalentem Haptendextran)

Fragebogen ausgewertet	Fragebogen	
	n	n (gesamt)
a) *Handauswertung* (alte Bogen zu Beginn dieses Studienabschnitts mit 20 ml Dx 1)		
Fragebogen mit Patientenname und Unterschrift und Dokumentation der Vorinjektion von Dx 1		690
davon ohne nachfolgende Infusion von Dx 40/60	1	
Fragebogen mit Patientenname und Unterschrift und Dokumentation der Vorinjektion von Dx 1 und der Infusion von Dx 40/60		689
b) *Computerauswertung*		
Fragebogen insgesamt ausgewertet		23947
davon nicht zur Studie gehörend	1	
ohne Unterschrift oder Patientenname	34	
ohne Dokumentation der Vorinjektion von Dx 1	48	
Fragebogen mit Patientenname und Unterschrift und Dokumentation der Vorinjektion von Dx 1		23864
davon keine nachfolgende Infusion von Dx 40/60	31	
Infusion von Dx-40/60/70-Präparaten von nicht zur Studie zugelassenen Herstellern	9	
Fragebogen mit Patientenname und Unterschrift und Dokumentation der Vorinjektion von Dx 1 und der Infusion von Dx 40/60		23824
c) Fragebogen insgesamt (a + b)		24637
Fragebogen mit Patientenname und Unterschrift und Dokumentation der Vorinjektion von Dx 1		24554
Fragebogen mit Patientenname und Unterschrift und Dokumentation der Injektion von Dx 1 und der Infusion von Dx 40/60		24513

Tabelle 6. Häufigkeit der UVR (DIAR) (Studienabschnitt mit 20 ml monovalentem Haptendextran)

Patienten (gesamt)	UVR		Schweregrad			
	Kausalität[a]	n (%)	I n (%)	II n (%)	III n (%)	IV n
24513	1 und 2 (DIAR)	24 (0,098)	16 (0,065)	6 (0,024)	2 (0,008)	0
	3 (keine DIAR)	30	16	7	6	1

[a] UVR der Kausalitätsstufen 1 und 2 werden in den Ergebnislisten unterschiedslos als DIAR geführt (s. 2.10.3)

Tabelle 7. Aufschlüsselung der ausgewerteten Postkarten vom Monitoring der Anwendung von 20 ml monovalentem Haptendextran

Postkarten ausgewertet	Postkarten	
	n	n (gesamt)
Postkarten insgesamt ausgewertet		6571
davon fehlerhaft bzw. unvollständig ausgefüllt	147	
nach dem 31. 1. 1982 ausgefüllt	32	
Postkarten mit Patienteninitialen und Unterschrift und Dokumentation der Vorinjektion von Dx 1		6392
davon keine nachfolgende Infusion von Dx 40/60	2	
Postkarten mit Patienteninitialen und Unterschrift und Dokumentation der Vorinjektion von Dx 1 und der Infusion von Dx 40/60		6390

Tabelle 8. Häufigkeit der UVR (DIAR) beim Monitoring der Anwendung von 20 ml monovalentem Haptendextran

Patienten (gesamt)	UVR		Schweregrad			
	Kausalität[a]	n (%)	I n (%)	II n (%)	III n (%)	IV n
6390	1 und 2 (DIAR)	4 (0,063)	2 (0,031)	1 (0,016)	1 (0,016)	0
	3 (keine DIAR)	10	1	6	3	0

[a] UVR der Kausalitätsstufen 1 und 2 werden in den Ergebnislisten unterschiedslos als DIAR geführt (s. 2.10.3)

3.2 UVR, die nicht als DIAR eingestuft werden konnten

3.2.1 UVR während oder nach Beendigung der Dextraninfusion mit Kausalität 3

In den 3 Studienabschnitten (Studienabschnitt mit 10 ml Dx 1, Studienabschnitt mit 20 ml Dx 1 und Monitoring der Anwendung von 20 ml Dx 1) konnten insgesamt 44 gemeldete UVR nicht als DIAR klassifiziert werden, d. h. diese Reaktionen waren „mit Sicherheit nicht durch Dextran bedingt" und wurden als Kausalität 3 eingestuft (Kurzkasuistiken in den Tabellen 1a, b im Anhang B, S. 92ff.). Die hohe Zahl registrierter, aber nicht durch Dextran hervorgerufener UVR ist dadurch bedingt, daß die Studienteilnehmer gebeten worden waren, alle auch in weitem zeitlichem Zusammenhang zu Dextraninfusionen beobachteten UVR zu melden, um damit sicherzustellen, daß keine Dextranunverträglichkeit übersehen würde (s. auch unter 2.4).

Von den 44 Patienten mit UVR der Kausalitätsstufe 3 erlitten 11 Patienten Reaktionen, die ein ähnliches Symptomenbild wie DIAR vom Schweregrad III und IV aufwiesen.

Die Einstufung dieser klinisch besonders wichtigen Reaktionen in die Kausalitätsstufe 3 wird im folgenden besonders begründet:

1. Pat.-Nr. 3229; 59 J., m; Op.: Abdominosakrale Rektumamputation. Schweregrad: III; DRA-Titer (HA): A 256, B 16; IgG-DRA-Titer: A 256, B 8.
   Intraoperativ erfolgten 45 min nach Infusion von 500 ml Dx 60 massiver Blutdruckabfall und Tachykardie. Der Schock wurde nach 2 h beherrscht. Am Abend des Operationstages erlitt der Patient eine ähnliche Schockreaktion im Zusammenhang mit einer Mefoxitininfusion, die er auch intraoperativ erhalten hatte. Eine Woche später verstarb der Patient. Die Autopsie ergab: multiple Myokardinfarkte, linksventrikuläres Aneurysma und mehrere Lungenembolien.
   Ein Schock als Folge einer bereits seit 45 min beendeten Dextraninfusion ist in der Literatur nie beschrieben worden und äußerst unwahrscheinlich; außer einer Allergie auf das Antibiotikum könnten die multiplen Organschädigungen des Patienten Ursache des Schocks gewesen sein. Aufgrund der DRA-Titer ergibt sich kein Hinweis dafür, daß Dextran oder die DRA Ursache der Reaktion gewesen sein könnten (s. Kap. 4).
2. Pat.-Nr. 3254; 64 J., m; Op.: Aortenaneurysma. Schweregrad: III; DRA-Titer (HA): A 128, B 32; IgG-DRA-Titer: A 32, B 4.
   Kurz nach Beginn der Operation und 10 min nach Beendigung der Infusion von 500 ml Dx 60 wurden Blutdruckabfall und Flush an Kopf und Brust bemerkt. Die Reaktion wurde wegen der laufenden Studie berichtet und nicht, weil an einen Zusammenhang mit der Dextraninfusion gedacht worden war.
3. Pat.-Nr. 3263; 67 J., m; Op.: Notfalloperation, Stenose der A. carotis. Schweregrad: III; DRA-Titer (HA): A 128, B 32; IgG-DRA-Titer: A 0, B 0.
   Intraoperativ bestand eine schwere Kreislaufinstabilität mit exzessiven hypotonen und hypertonen Druckwerten vor, während und nach der Infusion von 300 ml Dx 60. Der Bericht erfolgte wegen der laufenden Studie, nicht weil Dx ernsthaft als Ursache der Reaktion betrachtet worden war.
4. Pat.-Nr. 3275; 68 J., m; Op.: Entfernung eines Uretersteins. Schweregrad: III; DRA-Titer (HA): A 32, B 0; IgG-DRA-Titer: A 2, B 0.
   10 min nach Applikation einer Spinalanästhesie wurde wegen beginnender Hypotonie die Infusion von Dx 60 begonnen (Analgesie in Höhe der Mammillen!). Die Symptome [Hypotonie, Bradykardie (!), Übelkeit, Blässe (!), Paresen der Arme (!) und Somnolenz (!)] besserten sich unter Infusion von Dx 60 nach ca. 30 min. Diagnose: hohe Spinalanästhesie.
5. Pat.-Nr. 3321; 58 J., m; Op.: epigastrische Hernie. Schweregrad: III; DRA-Titer (HA): A 128, B 128; IgG-DRA-Titer: A 128, B 16.
   Mit Operationsbeginn und 7 min nach Start der Infusion von DX 60 wurden starker Blutdruckabfall, Bradykardie (!) und Schweißausbruch beobachtet; die Symptome normalisierten sich unter fortlaufender Dextraninfusion innerhalb von 10 min nach Vertiefung der Narkose und nach Gabe von Atropin, Effortil und Sauerstoff. Aufgrund des klinischen Verlaufs war die Reaktion nach übereinstimmender Auffassung der beteiligten Ärzte auf eine vagale Reizung bei Operationsbeginn bzw. während relativ flacher Narkose zurückzuführen.
6. Pat.-Nr. 3327; 29 J., w; Op.: Höckernase. Schweregrad: III. Ein A-Serum zur Titerbestimmung war nicht verfügbar; Titer von DRA (HA) und IgG-DRA des B-Serums: beide 0.

Während Vollnarkose wurden bei der mit aufrechtem Oberkörper gelagerten und hypotonen Patientin kurz nach der Injektion von Privin in die Nasenschleimhaut ein starker Blutdruckabfall und eine leichte Bradykardie (!) beobachtet; zu diesem Zeitpunkt waren 400 ml Dx 60 infundiert. Ähnliche Reaktionen waren in der HNO-Klinik, Klinikum Großhadern, bei hypotonen Patienten mit aufrechtem Oberkörper nach Injektion von Privin wiederholt beobachtet worden (Bericht: Dr. H. Lühr).

7. Pat.-Nr. 3340; 86 J., w; Op.: Oberschenkelhalsfraktur. Schweregrad: III; DRA-Titer (HA): A 64, B 0; IgG-DRA-Titer: A 64, B 2.
Intraoperativ erlitt die Patientin 20 min nach der zweiten Palacosimplantation — 75 ml Dx 60 waren infundiert — einen starken Blutdruckabfall mit Bradykardie (!) und Zyanose; die Zyanose entwickelte sich ohne Vorliegen eines Bronchospasmus oder einer Erhöhung des Beatmungsdrucks trotz Gabe von reinem Sauerstoff. Nach erfolgreicher Behandlung mit Katecholaminen, Volumensubstitution und Kortikosteroiden wurde — ohne Dextraninfusion — nochmals eine vergleichbare Reaktion 50 min später nach Operationsende registriert. Da der klinische Verlauf für eine Reaktion auf Palacos spricht und die zweite, ähnliche Reaktion nicht auf Dextran zurückzuführen war und darüber hinaus initial nur mäßig hohe Antikörpertiter vorlagen, wurde hier eine Dextranunverträglichkeit ausgeschlossen.

8. Pat.-Nr. 3342; 44 J., w; Op.: totaler Hüftgelenkersatz. Schweregrad: IV; DRA-Titer (HA): A 128; IgG-DRA-Titer: A 64.
Die Patientin war durch eine seit 24 Jahren bestehende schwere PCP immobilisiert und bettlägerig. Intraoperativ wurde wegen beginnender Hypotension und Tachykardie nach Vorgabe von 20 ml Dx 1 die Infusion von Dx 60 begonnen. Kurz nach Beginn der Dextraninfusion und in unmittelbarem zeitlichem Zusammenhang mit der Implantation von Palacos entwickelte sich eine Bradykardie (!) mit nicht meßbarem Blutdruck, eine Hautblässe (!), aber keine Bronchospastik. Bei *fortbestehender Rechtsseitenlage* wurde die Patientin über 50 min manuell und medikamentös reanimiert, wahrscheinlich unter unzureichender Volumensubstitution, und die Operation zu Ende geführt. Danach wurden die Wiederbelebungsbemühungen wegen Erfolglosigkeit eingestellt. Eine Autopsie wurde nicht gestattet.
Da die DRA-Titer kein vorbestehendes Risiko für eine schwere DIAR erkennen ließen und die klinische Symptomatik den bekannten UVR bei Palacosimplantation entspricht, wurde in Übereinstimmung mit den behandelnden Ärzten eine akute Lungenembolie nach Palacosapplikation als Ursache der Reaktion angesehen.

9. Pat.-Nr. 3357; 73 J., w; Op.: Cholezystektomie. Schweregrad: III; DRA-Titer (HA): A 0, B 0; IgG-DRA-Titer: A 0, B 0.
Kurz nach Operationsbeginn und nach Infusion von 30 ml Dx 60 plötzlich starker Blutdruckabfall bei konstantem Puls im Normbereich und ohne sonstige Symptomatik. Nach Stopp der Dextraninfusion, Volumensubstitution mit Plasmaproteinlösung (PPL) und Kristalloiden, Gabe von Kortikoiden und H_2-Blockern normalisierte sich der Blutdruck nach 10 min.
Nach Ansicht der behandelnden Ärzte war die Reaktion wahrscheinlich durch eine operative Manipulation oder die Anästhesie verursacht; die Meldung erfolgte wegen der laufenden Studie.

10. Pat.-Nr. 3360; 78 J., w; Op.: Moore-Endoprothese. Schweregrad: III (-IV); DRA-Titer (HA): A 8, B 0; IgG-DRA-Titer: A 64, B 0.

Intraoperativ erhielt die wache, in Spinalanästhesie befindliche Patientin Dx 1 und eine Infusion von Dx 60 zur Volumensubstitution. Kurz nach Implantation von Palacos sank der Blutdruck auf nicht meßbare Werte, begleitet von extremer Bradykardie (!) und Zyanose, keine Bronchospastik, kein Exanthem. Nach Intubation und kurzer extrathorakaler Herzmassage wieder Normalisierung des Kreislaufs.

Die Antikörpertiter gaben keinen Hinweis auf ein vorbestehendes Risiko für eine schwere DIAR. Nach Diskussion mit den beteiligten Ärzten wurden daher wegen der typischen klinischen Symptomatik (s. Fall Nr. 8, gleiche Klinik) eine Hypovolämie und die Palacos-implantation als Ursache der Reaktion angesehen.

11. Pat.-Nr. 3361, 59 J., w; Op.: Cholezystektomie. Schweregrad: III; DRA-Titer (HA): A 16, B 0; IgG-DRA-Titer: A 8, B 0.

Intraoperativ nach Infusion von 80 ml Dx 60 plötzlich Blutdruckabfall auf nicht meßbare Werte bei konstantem, normalem Puls, kein Exanthem. Mit beginnender Therapie (Stopp Dx-60-Infusion, Gabe von PPL, Kortikoiden, Effortil und O_2-Beatmung) innerhalb 1 min wieder Normalisierung.

Nach Ansicht der verantwortlichen Ärzte (ähnlicher Fall wie Nr. 9, gleiche Klinik) waren Operation und/oder Anästhesie Ursache der Reaktion.

Bei keinem dieser 11 Patienten ergab sich nach heutiger Kenntnis im nachhinein aus der Höhe der bei Infusionsbeginn vorhandenen DRA-Titer ein Hinweis auf das Risiko einer schweren DIAR. Für einen Patienten besteht dann das Risiko, bei Infusion von Dx eine schwere DIAR zu erleiden, wenn im Serum, das vor der Reaktion gewonnen wurde, IgG-DRA-Titer von 1:1024 und höher gefunden werden (s. Kap. 4).

Wegen fehlender Ausgangstiter kann bei Patient 6) (Pat.-Nr. 3327) die kausale Rolle von DRA an der Reaktion nicht beurteilt werden. Aufgrund der klinischen Symptomatik ist eine antikörperbedingte Dextranreaktion aber auszuschließen.

3.2.2 UVR mit neurologischer Symptomatik

Die Kurzkasuistiken der 4 Patienten, bei denen UVR mit neurologischer Symptomatik beobachtet wurden, finden sich in den Tabellen 2a, b im Anhang B (S. 100ff.). Diese Reaktionen wurden in den abschließenden Diskussionen mit den behandelnden Ärzten als nicht durch Dextran bedingt klassifiziert. Die Analyse der beobachteten Symptomatik dieser UVR ergab, daß diese wahrscheinlich entweder durch die vorher oder gleichzeitig verabreichten Medikamente (Pat.-Nr. 3348 und 3359) oder aber durch die Tonizität der kolloidalen Infusionslösung verursacht waren.

3.2.3 UVR bei wiederholter Infusion von Dextran

In den Tabellen 3a, b im Anhang B sind die Kurzkasuistiken der 3 Patienten aufgeführt, bei denen der Verdacht von UVR als Folge von *wiederholten Infusionen* von Dextran gemeldet worden war. Die Erstinfusion von Dx 40/60 nach Vorgabe von Dx 1 war bei diesen Patienten jeweils ohne Komplikationen toleriert worden. Bei 2 der 3 Patienten konnte Dx als Ursache der UVR ausgeschlossen werden, da vergleichbare Symptome auch zu Zeitpunkten beobachtet wurden, an denen die Patienten keine Infusionen erhielten.

Nur bei einer Patientin (Pat.-Nr. 3200) konnte die Infusion von Dx 40 als Ursache der Reaktion nicht ausgeschlossen werden (Kausalität 2), obwohl einen Tag vorher die Infusion von Dx 60 nach Vorgabe von Dx 1 komplikationslos toleriert worden war. Diese DIAR, während des Studienabschnitts mit 10 ml Haptendextran beobachtet, blieb ein Einzelfall; sie war jedoch einer der Gründe für die dringende Empfehlung, bei Patienten die Prophylaxe mit Hapten zu wiederholen, wenn diese innerhalb der letzten 48 h kein Dextran erhalten haben.

3.3 Einzelergebnisse

3.3.1 Studienabschnitt mit 10 ml monovalentem Haptendextran

Die Tabellen 4a, b im Anhang B zeigen die Kurzkasuistiken der 13 Patienten, bei denen trotz Vorinjektion von 10 ml monovalentem Haptendextran noch DIAR beobachtet wurden.

Die 11 Patienten mit leichter DIAR (Schweregrad I und II) bedurften alle keiner besonderen Therapie. Bei 6 dieser Patienten wurde die Dextraninfusion planmäßig weitergeführt. Die Hautsymptome traten bei den 8 Patienten mit Reaktionen vom Schweregrad I erst nach Infusion von im Mittel 306 ml Dx auf; bei den 3 Patienten mit DIAR vom Schweregrad II wurden die Haut- und Kreislaufveränderungen hingegen bereits nach Infusion von 10, 20 und 150 ml Dx 60 bemerkt.

2 Patientinnen (Pat.-Nr. 3206 und 3235) im Alter von 16 bzw. 55 Jahren erlitten DIAR vom Schweregrad III nach Infusion von 55 bzw. 170 ml Dx 60. Die Therapie — Stopp der Dx-Infusion, Kortikosteroide, Katecholamine und Volumenzufuhr — war erfolgreich, die operativen Eingriffe wurden planmäßig durchgeführt. Bei einigen wenigen Patienten, so auch bei diesen beiden, konnten die Titer der Subklassen der IgG-DRA bestimmt werden; die ermittelten Titer zeigt Tabelle 9.

Im Gesamtkollektiv (n = 5379 Patienten) zeigte sich, daß in diesem Studienabschnitt ältere Patienten deutlich überrepräsentiert waren (Abb. 1). Die meisten Patienten mit DIAR waren zwischen 45 und 60 Jahre alt.

Aus der Tabelle 10 sind die Geschlechtsverteilung, Angaben zu früheren UVR und der Bewußtseins- bzw. Kreislaufzustand bei Infusionsbeginn der Patienten dieses Studienabschnitts ersichtlich.

Tabelle 9. Titer der IgG-Subklassen der DRA der Patientinnen mit DIAR des Schweregrades III im Studienabschnitt mit 10 ml Haptendextran

Pat.-Nr.	HA (Wien)		IgG (gesamt)	IgG_2	IgG_3	IgG_4
3206	A	1024	4096	2048	$\leqslant 1024$	$\leqslant 1024$
	B	64	1024	128	$\leqslant 64$	$\leqslant 64$
3235	A	64	2048	256	0	0
	B	16	128	16	0	0

A = Blut entnommen vor UVR; B = Blut entnommen 0–24 h nach UVR

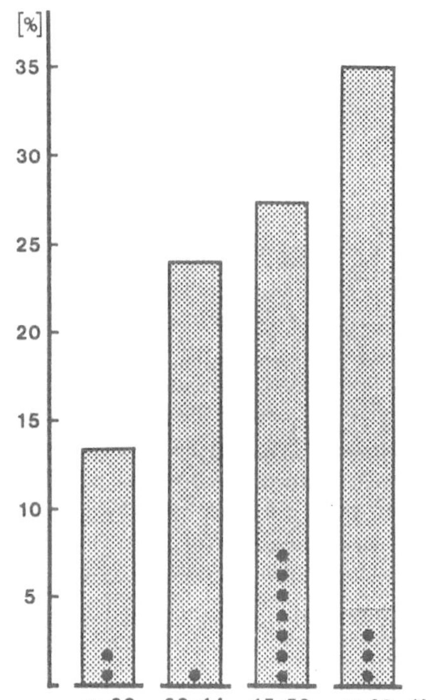

Abb. 1. Prozentuale Altersverteilung der Patienten insgesamt (*graue Säulen*) und Altersverteilung der Patienten mit DIAR (*1 schwarzer Punkt ≙ 1 Patient mit DIAR*) im Studienabschnitt mit 10 ml Haptendextran (n = 5973)

Tabelle 10. Geschlechtsverteilung, anamnestische Angaben zu UVR und Bewußtseinszustand bei Infusionsbeginn bei den Patienten insgesamt und bei den Patienten mit DIAR (Studienabschnitt mit 10 ml monovalentem Haptendextran)

Merkmale	n (auswertbar)	Patienten insgesamt [%]	Patienten mit DIAR (n = 13) [%]
Geschlecht	5822		
männlich		46,8	38,5
weiblich		53,2	61,5
UVR in der Anamnese	5886		
Ja		18,6	23,0
Nein		81,4	77,0
Bewußtseinszustand bei Beginn Infusion Dx 40/60	5957		
Wach		18,1	0
Allgemeinanästhesie		81,9	100
Schock		1 Patient	

3.3.2 Studienabschnitt mit 20 ml monovalentem Haptendextran

3.3.2.1 Symptomatik und immunologische Befunde bei DIAR trotz Prophylaxe mit 20 ml monovalentem Haptendextran

Die Kurzkasuistiken und immunologischen Befunde der 24 Patienten, bei denen trotz Vorinjektion von 20 ml monovalentem Haptendextran DIAR beobachtet wurden, sind in den Tabellen 5a, b im Anhang B (S. 105 ff.) aufgelistet.

Bei 16 Patienten wurden DIAR vom Schweregrad I nach Infusion von 5–500 ml Dx 60 (Mittelwert 154 ml) registriert. Bei 13 von diesen 16 Patienten wurde anschließend die Infusion unterbrochen. 10 von den 16 Patienten wiesen vor der DIAR einen DRA-Titer (HA; Uppsala) von 1:64 und höher auf, der nach der Reaktion erniedrigt war. Die anderen 6 Patienten wiesen entweder niedrigere initiale DRA-Titer auf, oder es stand kein Serum zur Bestimmung dieser Titer zur Verfügung.

6 Patienten erlitten eine DIAR vom Schweregrad II, die nach Infusion von 10–250 ml Dx 60 (Mittelwert 73 ml) bemerkt wurde. Bei allen 6 Patienten wurde die Infusion zunächst unterbrochen, bei einer Patientin (Pat.-Nr. 3291) aber anschließend zu Ende geführt, ohne erneut eine Symptomatik auszulösen. 5 dieser 6 Patienten, bei denen die Hämagglutinationstiter der DRA vor DIAR bestimmt werden konnten, wiesen Titer von 1:256 (Uppsala) oder höher auf mit deutlichem Abfall der Titer nach der Reaktion.

Die 2 DIAR vom Schweregrad III, die trotz Prophylaxe mit 20 ml Dx 1 beobachtet wurden, traten nach Infusion von nur 10 bzw. 20 ml Dx 60 auf:

— Die 38jährige Patientin (Pat.-Nr. 3259; Laparatomie mit Eröffnung eines Bauchwandabszesses) erlitt intraoperativ nach Infusion von nur 10 ml Dx 60 eine DIAR vom Schweregrad III, die innerhalb von 20 min mit adäquater Therapie beherrscht werden konnte. Die im vor der Reaktion gewonnenen Serum nachgewiesenen Titer der Gesamt-DRA (Tabelle 5a im Anhang B) wie die der Klasse IgG von DRA (Tabelle 5b im Anhang B) waren extrem erhöht und nach der Reaktion deutlich erniedrigt.
— Die 58jährige Patientin (Pat.-Nr. 3300) sollte zur Exstirpation des Uterus eine Periduralanästhesie erhalten. Nach Vorinjektion von versehentlich nur 16 ml Dx 1 wurden nach Beginn der Infusion von Dx 60 Übelkeit, Rötung, Dyspnoe, Zyanose und Tachykardie bemerkt, der Blutdruck fiel kurzfristig auf nicht meßbare Werte ab. Insgesamt wurden 60 ml Dx 60 infundiert. Mit der passiven Hämagglutinationsmethode ließ sich im vor der Reaktion gewonnenen Serum ein mittelgradig erhöhter Titer der Gesamt-DRA von 1:256 nachweisen, der nach der Reaktion abgefallen war (Tabelle 5a im Anhang B). Die Beteiligung von Dextranantikörpern an dieser DIAR ergab dann die Analyse der IgG-DRA: Der initiale Titer lag bei 1:2048 und war nach der Reaktion auf 1:0 abgefallen (Tabelle 5b im Anhang B).

3.3.2.2 Verteilung von Geschlecht und Alter der Patienten

Unter den mittels Computerfragebogen erfaßten 23824 Patienten waren weibliche und männliche etwa gleich häufig vertreten (Tabelle 11).
Auch bei den 24 Patienten mit DIAR war keine deutliche Bevorzugung eines Geschlechts feststellbar. Beide Patienten mit DIAR vom Schweregrad III waren allerdings weiblich.

Tabelle 11. Geschlechtsverteilung der Patienten ohne und mit DIAR (Studienabschnitt mit 20 ml monovalentem Haptendextran; n = 23824)

Geschlecht	n	[%]	DIAR (gesamt)	DIAR-Schweregrade			
				I	II	III	IV
− weiblich	12 103	(50,8)	11	8	1	2	0
− männlich	11 721	(49,2)	13	8	5	0	0
Gesamt	23 824	(100,0)	24	16	6	2	0

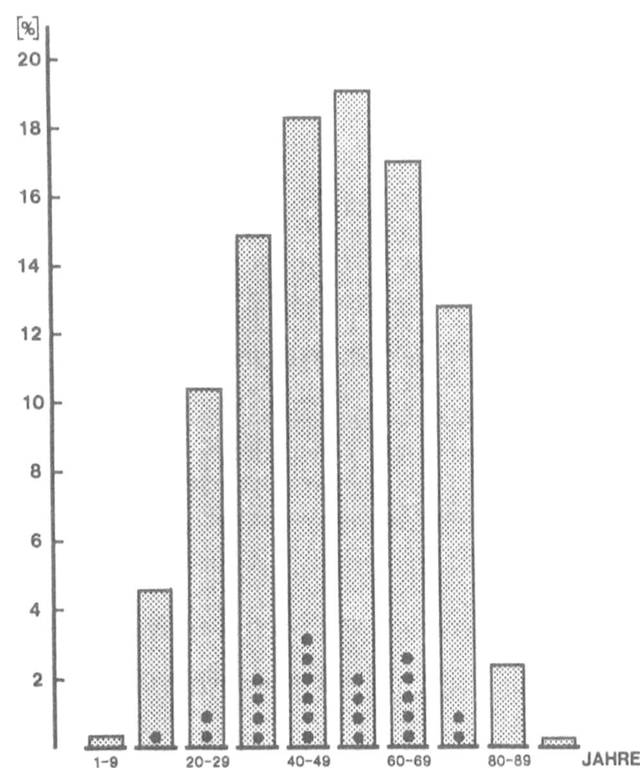

Abb. 2. Prozentuale Altersverteilung der Patienten insgesamt (*graue Säulen*) und Altersverteilung der Patienten mit DIAR (*1 schwarzer Punkt ≙ 1 Patient mit DIAR*) im Studienabschnitt mit 20 ml monovalentem Haptendextran (n = 23798)

Die graphische Darstellung zeigt eine homogene, prozentuale Altersverteilung in Abb. 2 mit einem Häufigkeitsgipfel in der Altersgruppe von 50−59 Jahren.

Wie aus Abb. 2 weiter ersichtlich ist, ließ sich bei den Patienten mit DIAR keine Bevorzugung einer bestimmten Altersgruppe erkennen.

Tabelle 12. Häufigkeit der Infusion von Dx 40 und Dx 60 (Studienabschnitt mit 20 ml monovalentem Haptendextran)

Infusion von	nur Dx 40	nur Dx 60	Dx 40 + Dx 60	Gesamt
n (Patienten)	714	23032	78	23824
[%]	(3,0)	(96,7)	(0,3)	(100)

Tabelle 13. Häufigkeit von Allgemeinanästhesien bei den Patienten insgesamt und den Patienten mit DIAR (Studienabschnitt mit 20 ml monovalentem Haptendextran; n = 23824)

	n	[%]	DIAR		DIAR-Schweregrade			
			n	[%]	I	II	III	IV
Allgemeinanästhesie	20651	(86,7)	13	54,2	10	2	1	0
Wach	3173	(13,3)	11	45,8	6	4	1	0
Gesamt	23824	(100,0)	24	100	16	6	2	0

3.3.2.3 Häufigkeit der Infusion von Dx 40 und Dx 60 nach Vorinjektion von 20 ml monovalentem Haptendextran

Die meisten Patienten, nämlich 97%, erhielten im Verlauf des Studienabschnitts mit 20 ml Haptendextran eine Infusion von Dx 60 allein oder von Dx 40 und Dx 60 nacheinander; ausschließlich mit Dx 40 wurden nur 3% der Patienten infundiert. Eine DIAR nach Infusion von Dx 40 wurde nicht beobachtet (Tabelle 12).

3.3.2.4 Häufigkeit der Allgemeinanästhesien bei den Patienten ohne und mit DIAR

Mehr als 86% der Patienten befanden sich während der Dextraninfusion in Allgemeinanästhesie (s. Tabelle 13). 13,3% der Patienten waren während der Infusion wach; sie hatten entweder eine Regionalanästhesie (Spinal- oder Periduralanästhesie oder Plexusblockade) erhalten (1757 Patienten = 7,4%) oder gar keine Anästhesie (1416 Patienten = 5,9%).

Obwohl nur 13,3% der gesamten Patienten bei Infusion wach waren, betrug dieser Anteil bei den Patienten mit DIAR mehr als 45%. Setzt man voraus, daß bei beiden Patientengruppen (mit und ohne Allgemeinanästhesie) Befunderhebung und -auswertung in vergleichbarer Weise erfolgten, dann ist bei Überprüfung anhand der Vierfeldertafel der χ^2-Verteilung die Inzidenz leichter DIAR (Grad I und II) bei wachen Patienten im Vergleich zu Patienten in Allgemeinanästhesie hochsignifikant höher (χ^2 = 24,82; p < 0,001).

Für die schweren DIAR ist diese Aussage nicht zutreffend, da die beiden DIAR vom Schweregrad III bei je einer wachen und einer in Allgemeinanästhesie befindlichen Patientin beobachtet wurden.

Tabelle 14. Anzahl und prozentuale Verteilung der Patienten innerhalb der einzelnen Kliniken und klinischen Abteilungen (Studienabschnitt mit 20 ml monovalentem Haptendextran; n = 23824)

Klinik	n	[%]
Großhadern, Anästhesie	17417	(73,1)
Augsburg	1859	(7,8)
Maria-Theresia	1349	(5,7)
Innenstadt, Anästhesie	1250	(5,2)
Krumbach	368	(1,5)
Freilassing	315	(1,3)
Johanniter, Bonn	290	(1,2)
Tutzing	283	(1,2)
I. Frauenklinik	250	(1,0)
Orthopädie Harlaching	177	(0,7)
HNO, Berlin	114	(0,5)
Pappenheimstraße	47	(0,2)
Städt. Krankenhaus Harlaching	42	(0,2)
Städt. Krankenhaus Schwabing	37	(0,2)
Neu-Ulm	18	(0,1)
Großhadern, Neurologie	8	(0,0)
	23824	(100,0)

Bei 4 der 11 wachen Patienten, die eine DIAR erlitten hatten, war zum Zeitpunkt der Reaktion eine Regionalanästhesie wirksam (Spinal- bzw. Periduralanästhesie): 3mal wurde eine DIAR vom Schweregrad I, einmal eine DIAR vom Schweregrad II beobachtet.

3.3.2.5 Regionalverteilung der Patienten ohne und mit DIAR

Im Studienabschnitt mit 20 ml Haptendextran wurde innerhalb der einzelnen Kliniken und Krankenhäuser jeweils die in Tabelle 14 aufgeführte Anzahl von Patienten erfaßt. Die weitaus meisten Patienten wurden im Institut für Anästhesiologie des Klinikums Großhadern behandelt.

Die relative Häufigkeit der DIAR pro Anzahl der geprüften Patienten in den einzelnen Kliniken zeigt Tabelle 15.

Als wichtigste Information aus beiden Tabellen (14 und 15) ergibt sich: Im Krankenhauszweckverband Augsburg, der Klinik mit der zweithöchsten Anzahl beobachteter Patienten wurde eine 3mal so hohe DIAR-Inzidenz wie im Klinikum Großhadern registriert. Die beiden anderen Kliniken, in denen DIAR beobachtet wurden (Krumbach und Maria-Theresia-Klinik, Tabelle 15), werden für diesen Vergleich nicht herangezogen, da entweder die Anzahl der Patienten oder die Anzahl beobachteter DIAR in diesen Kliniken zu klein war.

Aus dem Befund der unterschiedlichen DIAR-Inzidenzen in den Kliniken in Großhadern und Augsburg ergab sich die Frage, ob das Risiko, bei Infusion von Dextran eine DIAR zu erleiden, für Patienten aus verschiedenen geographischen Regionen unterschiedlich ist. Zur weiteren Abklärung dieser Frage wurde die Verteilung von Patienten und DIAR nicht nach behandelnden Kliniken, sondern nach den Wohnorten der Patienten — aufgeschlüsselt mittels Postleitzahlen — analysiert.

Tabelle 15. Häufigkeit der DIAR pro Klinik und pro Anzahl geprüfter Patienten einer Klinik (Studienabschnitt mit 20 ml monovalentem Haptendextran)

Klinik[a]	n (Patienten) (gesamt)	DIAR	
		n	[%]
Augsburg	1859	6	(0,3)
Krumbach	368	1	(0,3)
Großhadern, Anästhesie	17417	16	(0,1)
Maria-Theresia	1349	1	(0,1)
Gesamt	20993	24	(0,1)

[a] Aus den übrigen an der Studie beteiligten, hier aber nicht aufgeführten Kliniken wurden kein Fall mit DIAR berichtet.

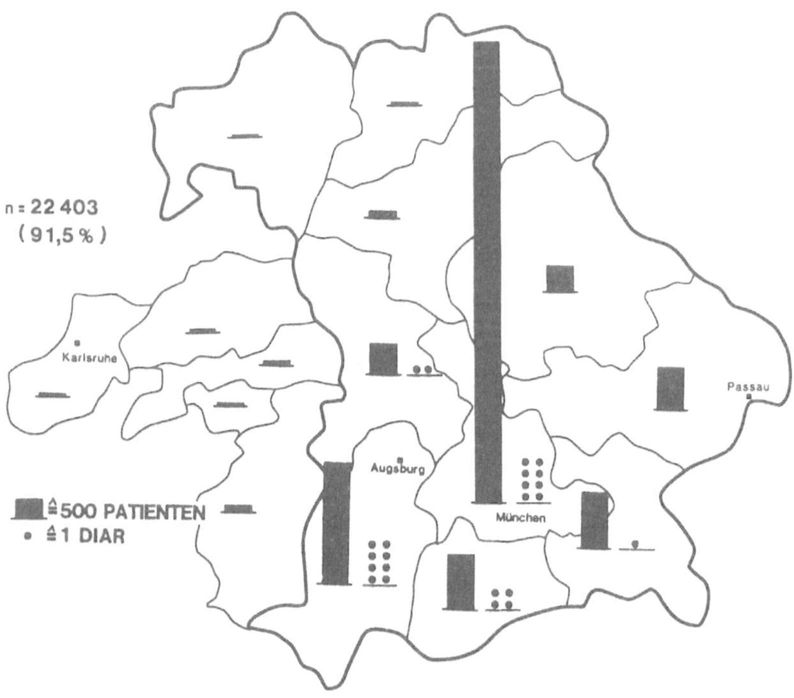

Abb. 3. Regionalverteilung der Patienten insgesamt (*schwarze Säulen*) und der Patienten mit DIAR (*Punkte*), aufgeschlüsselt nach Wohnorten; die Linien begrenzen einzelne Postleitzahlenräume (PLZ-Räume) in Bayern und Baden-Württemberg (Studienabschnitt mit 20 ml monovalentem Haptendextran; n = 22403)

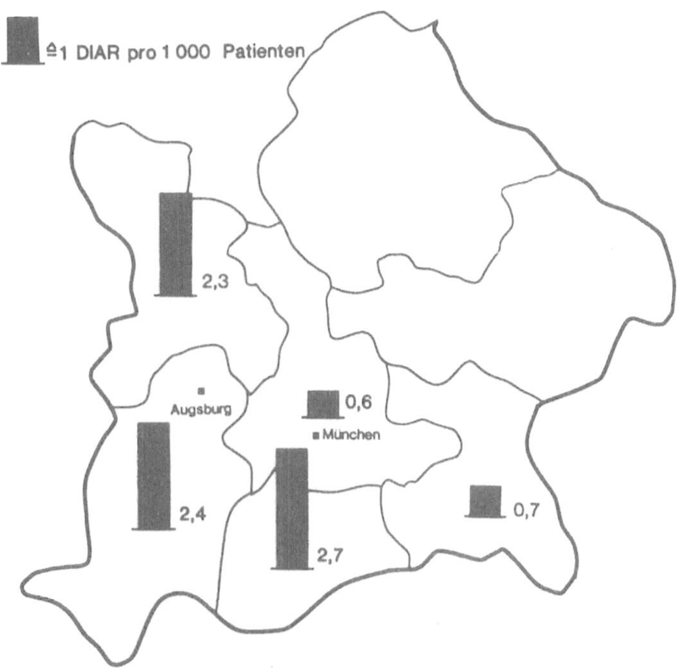

Abb. 4. DIAR-Häufigkeit pro 1000 Patienten einzelner Postleitzahlenräume aus Bayern und Baden-Württemberg (Studienabschnitt mit 20 ml monovalentem Haptendextran)

In Abb. 3 ist die Anzahl der erfaßten Patienten, nach Wohnorten aufgeschlüsselt und zusammengefaßt in einzelnen Postleitzahlenräumen (PLZ-Raum) in Bayern und im angrenzenden Baden-Württemberg aufgetragen. Neben der Anzahl der Patienten (Höhe der schwarzen Säulen) ist die Anzahl der DIAR aufgetragen (Anzahl der Punkte), die bei Patienten beobachtet wurden, die in diesen Regionen wohnen.

Auffallendstes Ergebnis ist, daß im PLZ-Raum Augsburg bei deutlich geringerer Anzahl von Patienten als im PLZ-Raum München die gleiche Anzahl von DIAR wie im PLZ-Raum München beobachtet wurde. Trägt man die DIAR-Häufigkeit pro 1000 Patienten eines PLZ-raumes auf (Abb. 4), dann ist die deutlich höhere DIAR-Inzidenz im Raum Augsburg gegenüber dem Raum München offensichtlich.

Die relativ hohen DIAR-Inzidenzen in den PLZ-Räumen nördlich von Augsburg und südlich von München erscheinen aufgrund der geringen Gesamtzahl beobachteter Patienten und DIAR nicht aussagekräftig.

3.3.2.6 Regionale Unterschiede der Ausprägung von DRA

Es wurde untersucht, ob Unterschiede der DIAR-Inzidenz durch unterschiedliche Häufigkeit und/oder Höhe der DRA-Titer bei der Bevölkerung dieser Regionen erklärt werden können. Im Verlauf des Jahres 1981 wurden bei zur Operation anstehenden Patienten im Krankenhauszweckverband Augsburg (n = 139) und im Klinikum Großhadern (n = 241) prospektiv

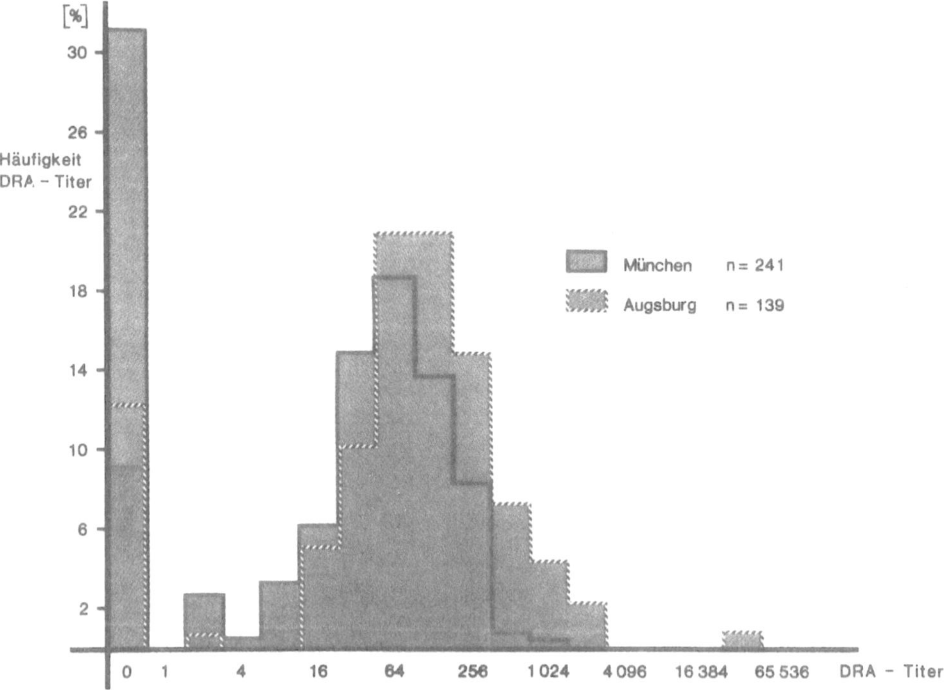

Abb. 5. Verteilung der DRA-Titer bei 2 Kollektiven von Kontrollpatienten in Augsburg (n = 139) und München (n = 241) während des Jahres 1981

zur Bestimmung der DRA-Titer Blutproben entnommen; alle Patienten tolerierten nach der Blutentnahme die Applikation von Dx 1 und Dx 40 bzw. 60 ohne Komplikationen.

Die prozentuale Häufigkeit der DRA-Titer beider Kollektive ist in Abb. 5 aufgetragen. Bei 31,3% der Kontrollpatienten aus Großhadern, hingegen bei nur 12,2% der Patienten aus Augsburg ließen sich keine Dextranantikörper nachweisen. Des weiteren wiesen die Patienten aus München relativ häufiger niedere Titerstufen bis einschließlich 1:32 auf, während bei den Patienten aus Augsburg die höheren Titer von 1:64–1:2048 überwogen; bei einem Patienten aus Augsburg war sogar ein DRA-Titer von 1:32768 nachweisbar.

3.3.2.7 *Erkrankungen und Behandlungen bei Patienten ohne und mit DIAR*

Um mögliche Zusammenhänge zwischen Erkrankungen bzw. Behandlungen der Patienten und dem Auftreten von DIAR erkennen zu können, wurden die Diagnosen und Behandlungen der erfaßten Patienten registriert. Auf der Grundlage der WHO-Klassifizierung der Krankheiten wurden zur besseren Überschaubarkeit einzelne Erkrankungen unter Oberbegriffen zusammengefaßt und in dieser Weise kodiert. Die ermittelten Häufigkeiten der Erkrankungen wie der DIAR bei diesen Erkrankungen sind in den Tabellen 16a, b wiedergegeben. In ähnlicher Weise wurden die Behandlungen bzw. Operationen klassifiziert; deren Häufigkeiten sind ebenso wie die auf die Behandlungen/Operationen bezogenen Häufigkeiten der DIAR aus den Tabellen 17a, b ersichtlich.

Tabelle 16a. Absolute und relative Häufigkeit von Erkrankungen bei den Patienten insgesamt (n = 23823) im Studienabschnitt mit 20 ml Haptendextran

Diagnose/Erkrankung	n	[%]
1. Arterielle Gefäße, Herz	2717	(11,4)
2. Skelett, Muskulatur, Bindegewebe, chronische Erkrankungen (ohne Varizen)	2567	(10,8)
3. Tumoren unbekannten Charakters	2468	(10,4)
4. Gastrointestinaltrakt, Leber, Galle, Pankreas, ohne Tumoren	1897	(8,0)
5. Frakturen, Rupturen, Luxationen	1778	(7,5)
6. Maligne Tumoren, nicht näher spezifiziert	1359	(5,7)
7. Benigne Tumoren	1198	(5,0)
8. Nervensystem, Sinnesorgane	1151	(4,9)
9. Endokrine Drüsen	1110	(4,7)
10. Harn- und Geschlechtsorgane, nicht näher spezifiziert	957	(4,0)
11. Folgen, Erfolglosigkeit von Operation	950	(4,0)
12. Maligne Tumoren, gastrointestinal, Leber, Galle, Pankreas	760	(3,2)
13. Venöse Gefäße	701	(3,0)
14. Zustand nach Osteosynthesen	632	(2,7)
15. Kongenitale Anomalien	556	(2,3)
16. Zustand nach Tumoroperation	451	(1,9)
17. Folgen, Zustand nach Schwangerschaft	425	(1,8)
18. Mund, Rachen, Atmungsorgane, ohne Tumoren	418	(1,8)
19. Infektionen, Parasitosen	310	(1,3)
Sonstige	1418	(5,6)
Gesamt	23823	(100,0)

Tabelle 16b. Absolute und relative Häufigkeit der DIAR bezogen auf die Anzahl von Erkrankungen (Studienabschnitt mit 20 ml Haptendextran)

Diagnose/Erkrankung	DIAR n	[%]
1. Venöse Gefäße	3	(0,4)
2. Mund, Rachen, Atmungsorgane, ohne Tumoren	1	(0,2)
3. Folgen, Zustand nach Schwangerschaft	1	(0,2)
4. Skelett, Muskulatur, Bindegewebe, chronische Erkrankungen (ohne Varizen)	5	(0,2)
5. Frakturen, Rupturen, Luxationen	3	(0,2)
6. Benigne Tumoren	2	(0,2)
7. Maligne Tumoren, gastrointestinal, Leber, Galle, Pankreas	1	(0,1)
8. Arterielle Gefäße, Herz	3	(0,1)
9. Folgen, Erfolglosigkeit von Operation	1	(0,1)
10. Tumoren unbekannten Charakters	2	(0,1)
11. Maligne Tumoren nicht näher spezifiziert	1	(0,1)
12. Gastrointestinaltrakt, Leber, Galle, Pankreas, ohne Tumoren	1	(0,1)
	24	

Tabelle 17a. Absolute und relative Häufigkeit von Behandlungen/Operationen bei den Patienten insgesamt (n = 23763) im Studienabschnitt mit 20 ml Haptendextran

Behandlungen/Operation (Op.)	n	[%]
1. Op. allgemeinchirurgisch mit Gefäßoperation, sonst nicht näher spezifiziert	4264	(17,9)
2. Op. HNO, nicht näher spezfiziert	2498	(10,5)
3. Op. untere Extremitäten, (keine Gefäßop.)	2217	(9,3)
4. Op. Gastrointestinaltrakt	1832	(7,7)
5. Op. Wirbelsäule ohne Rückenmark	1038	(4,4)
6. Röntgen oder CT	1032	(4,3)
7. Op. Leber, Galle, Pankreas	1016	(4,3)
8. Op. Mamma, Allgemeinchirurgie	949	(4,0)
9. Op. Hirntumoren	731	(3,1)
10. Op. Gynäkologie, Geburtshilfe, nicht näher spezifiziert	701	(2,9)
11. Op. Niere, Ureter, Blase	684	(2,9)
12. Op. intrakraniell, Blutung oder Ödem	678	(2,9)
13. Op. Hüftgelenk oder Becken	665	(2,8)
14. Op. Urologie nicht näher spezifiziert	642	(2,7)
15. Laparat., keine Magen-/Darmop.	636	(2,7)
16. Op. Herz, Lunge, Thorakotomie	635	(2,7)
17. TUR Prostata oder Blase	619	(2,6)
18. Abdominelle Hysterektomie	503	(2,1)
19. Op. obere Extremität (keine Gefäßop.)	431	(1,8)
20. Vaginale Hysterektomie	344	(1,4)
21. Medikamentöse Therapie, Durchblutungsstörungen	322	(1,4)
Andere Behandlungen/Op.	1326	(5,6)
Gesamt	23763	(100,0)

3.3.2.8 Patientenerfassung und DIAR-Häufigkeit im Verlauf des Studienabschnittes mit 20 ml monovalentem Haptendextran

Die im Studienabschnitt mit 20 ml Haptendextran pro Monat erfaßte Anzahl von Patienten und die Anzahl beobachteter DIAR sind in Abb. 6 aufgetragen (Zeitraum Juni 1979 – Juni 1981).

Neben einer stetigen Zunahme der Zahl der Studienprotokolle pro Monat im Verlauf der Studie läßt sich eine leichte Zunahme der Studienintensität im Winter erkennen. Eine Abhängigkeit der DIAR-Inzidenz vom Studienabschnitt oder von jahreszeitlichen Schwankungen ist nicht ersichtlich.

3.3.3 Monitoring der Anwendung von 20 ml monovalentem Haptendextran

Die Kurzkasuistiken und immunologischen Befunde der 4 Patienten, bei denen nach Vorinjektion von 20 ml monovalentem Haptendextran noch DIAR beobachtet wurden, sind in den Tabellen 6a, b im Anhang B (S. 110) aufgeführt.

Die 3 DIAR vom Schweregrad I und II wurden intraoperativ nach Infusion von 100, 200 bzw. 350 ml Dx 60 bemerkt; eine Therapie war nicht erforderlich, die Dextraninfusion

Tabelle 17b. Absolute und relative Häufigkeit der DIAR bezogen auf die Anzahl von Behandlungen/Operationen im Studienabschnitt mit 20 ml Haptendextran

Behandlung/Operation (Op.)	DIAR	
	n	[%]
1. Abdominelle Hysterektomie	2	(0,4)
2. Laparatomie, keine Magen-/Darmoperation	2	(0,3)
3. Op. obere Extremität, keine Gefäßoperation	1	(0,2)
4. Op. untere Extremität, keine Gefäßoperation	4	(0,2)
5. TUR Prostata oder Blase	1	(0,2)
6. Op. Hüftgelenk oder Becken	1	(0,2)
7. Op. intrakraniell, Blutung oder Ödem	1	(0,1)
8. Op. Gynäkologie/Geburtshilfe, nicht näher spezifiziert	1	(0,1)
9. Op. allgemeinchirurgisch mit Gefäßoperation, sonst nicht näher spezifiziert	6	(0,1)
10. Op. Gastrointestinaltrakt	2	(0,1)
11. Op. Leber, Galle, Pankreas	1	(0,1)
12. Röntgen oder CT	1	(0,1)
13. Op. HNO, nicht näher spezifiziert	1	(0,05)
Gesamt	24	

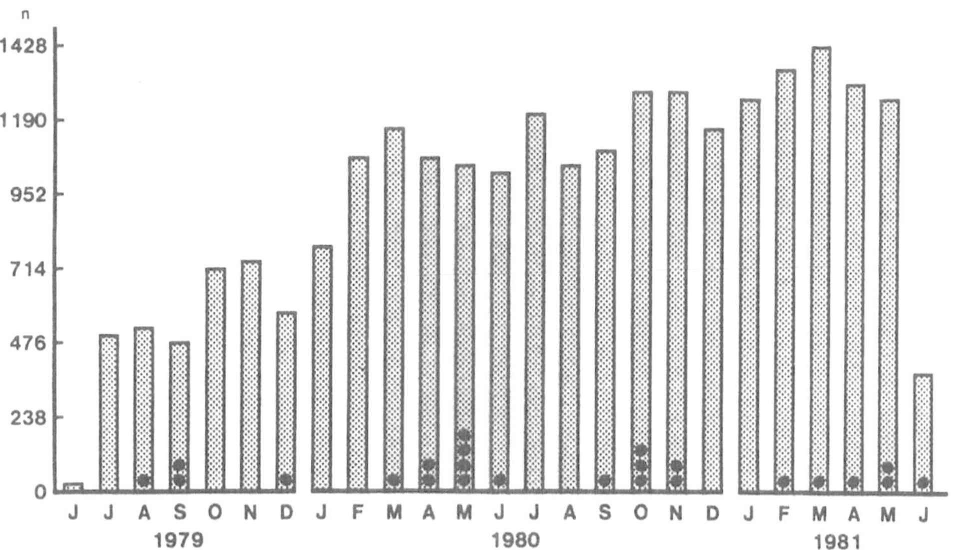

Abb. 6. Anzahl der Patienten (*graue Säulen*) und DIAR (*schwarze Punkte*) pro Untersuchungsmonat (Studienabschnitt mit 20 ml monovalentem Haptendextran; n = 23814)

wurde nur bei dem Patienten mit der Reaktion vom Schweregrad II unterbrochen. Die DRA-Titer (HA; Uppsala) waren nur bei 2 Patienten gering bis mittelgradig erhöht (Pat.-Nr. 3355 und 3366) und waren nach der Reaktion erniedrigt. Die Titer der einzelnen Immunglobulinklassen der DRA waren bei 2 Patienten aufgrund der relativ leichten klinischen Reaktionen nicht mehr bestimmt worden, beim 3. Patienten waren keine entsprechenden Titer nachweisbar.

Ein Patient (Pat.-Nr. 3347) erlitt nach Infusion von 50 ml Dx 60 eine DIAR vom Schweregrad III mit kurzfristig nicht meßbarem Blutdruck, Tachykardie, Zyanose und Lidödemen. Die medikamentöse Therapie mit Katecholaminen, Kortikoiden und Kalzium war innerhalb weniger Minuten erfolgreich. Die initial extrem hohen Titer der Gesamt-DRA von 1:524288 und der IgG-DRA von 1:≫8192 mit nachfolgendem erheblichem Abfall dieser Titer bestätigten die wesentliche Beteiligung der Antikörper an der Reaktion.

3.4 Vergleich der Inzidenzen von DIAR ohne und nach Vorbehandlung mit 10 ml und 20 ml monovalentem Haptendextran

Die Wirksamkeit der Prophylaxe mit monovalentem Haptendextran wurde geprüft durch Vergleich der Häufigkeit von DIAR der vorliegenden Studie mit der Häufigkeit von DIAR in der ebenfalls prospektiven multizentrischen Studie von Gruber et al. [68], in der die Dextraninfusionen ohne Vorinjektion von Haptendextran erfolgten.

In diesen Vergleich sind die Ergebnisse des Monitorings der Anwendung von Haptendextran mittels Postkarten nicht einbezogen, da im Gegensatz zur Studie mit Fragebogen bei gleichen Studienbedingungen der Erfassungsmodus geändert war.

Der direkte Vergleich der Ergebnisse zeigt (Abb. 7a, b), daß Patienten nach Vorinjektion von Haptendextran eindeutig weniger DIAR im Zusammenhang mit der Infusion von Dextran aufweisen als Patienten ohne Haptenvorinjektion; 20 ml Haptendextran waren wirksa-

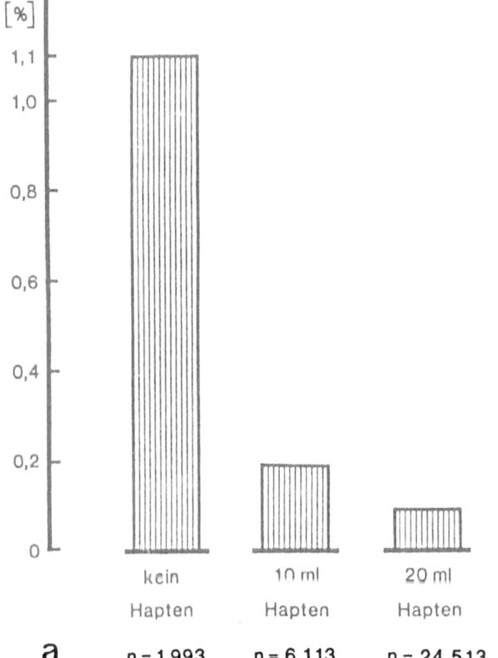

Abb. 7a. Relative Häufigkeit der DIAR (in % der Patienten) aller Schweregrade ohne (n = 1993) und nach Vorbehandlung mit 10 ml (n = 6113) bzw. 20 ml (n = 24513) monovalentem Haptendextran. (Daten der Kontrollpatienten ohne Vorbehandlung mit Haptendextran aus Gruber et al. [68])

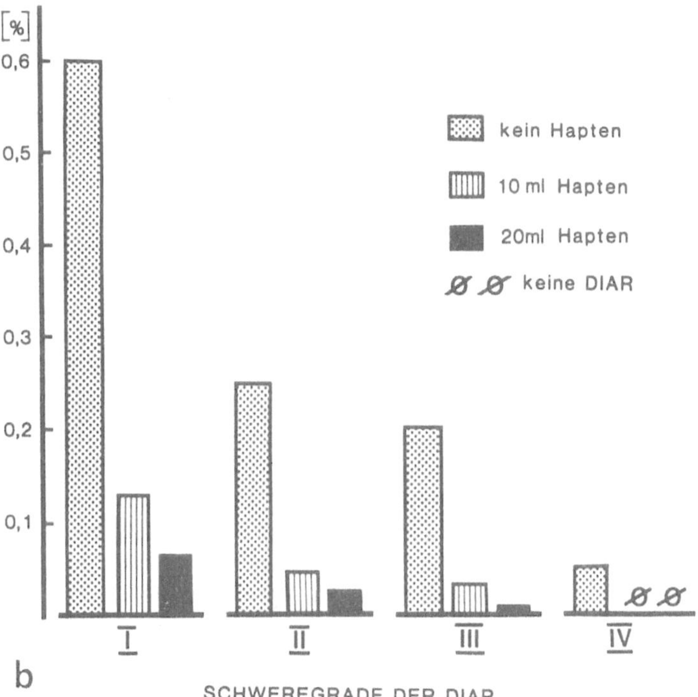

Abb. 7b. Relative Häufigkeit der einzelnen Schweregrade der DIAR (in % der Patienten) ohne und nach Vorbehandlung mit 10 bzw. 20 ml monovalentem Haptendextran. (Daten der Kontrollpatienten ohne Vorbehandlung mit Haptendextran aus Gruber et al. [68])

Tabelle 18. Häufigkeit und 95%-Vertrauensbereiche (*VB*; Poisson-Verteilung) der DIAR *ohne* (nach Gruber et al [68]) und *nach* Vorbehandlung mit 10 ml bzw. 20 ml monovalentem Haptendextran

Studie	Ohne Haptendextran	10 ml Haptendextran	20 ml Haptendextran
n (Patienten)	1993	6113	24513
DIAR, gesamt	22	13	24
Inzidenz [%]	1,104	0,213	0,098
95%-VB	0,691–1,620	0,109–0,349	0,061–0,141
DIAR, Schweregrade III und IV	5	2	2
Inzidenz [%]	0,251	0,033	0,008
95%-VB	0,099–0,561	0,006–0,109	0,002–0,027

mer als 10 ml. DIAR vom Schweregrad IV — Herz- und/oder Atemstillstand — wurden in der Studie mit Haptendextran nicht beobachtet.

Da die Ergebnisse ohne Vorinjektion von Haptendextran nicht der vorliegenden Studie entstammen, wird die Prüfung der Wirksamkeit der Haptenprophylaxe mit Hilfe der 95%-Vertrauensbereiche der Poisson-Verteilung durchgeführt (Tabelle 18).

Danach liegt die wahre Inzidenz der Gesamt-DIAR in der Studie von Gruber et al. mit 95% Sicherheit im Intervall zwischen 0,691% und 1,620%. Im Studienabschnitt mit 10 ml Haptendextran betragen diese Grenzen 0,109% und 0,349% und im Studienabschnitt mit 20 ml Haptendextran 0,061% und 0,141%. Wird zur Wirksamkeitsüberprüfung des Haptendextrans der ungünstigste Fall gewählt, so sind die niedrigste Inzidenz in der Studie ohne Hapten (0,691%) und die höchste Inzidenz in der Studie mit Hapten — 0,349% im Studienabschnitt mit 10 ml und 0,141% im Studienabschnitt mit 20 ml Hapten — miteinander zu vergleichen. In absoluten Zahlen ausgedrückt heißt dies, daß im Studienabschnitt mit 10 ml Haptendextran mindestens 20 DIAR insgesamt weniger und im Studienabschnitt mit 20 ml Haptendextran mindestens 134 DIAR insgesamt weniger beobachtet wurden, als aufgrund der Ergebnisse von Gruber et al. [68] zu erwarten gewesen wären.

Werden nur die DIAR vom Schweregrad III und IV betrachtet, so sind die Inzidenz 0,099% (Gruber et al. [68]) und die Inzidenzen 0,109% (10 ml Hapten) bzw. 0,027% (20 ml Hapten) miteinander zu vergleichen. Unter diesen bezüglich der Wirksamkeit des Haptendextrans ungünstigsten Vergleichsbedingungen ergibt sich, daß im Studienabschnitt mit 10 ml Hapten keine geringere Anzahl schwerer DIAR registriert wurde, als aufgrund der niedrigsten Inzidenzen von Gruber et al. zu erwarten war. Im Studienabschnitt mit 20 ml Hapten hingegen wurden mindestens 17 schwere DIAR *weniger* ermittelt, als aufgrund der Ergebnisse von Gruber et al. zu erwarten waren. Werden für die Haptenstudie neben den minimal auch die maximal weniger beobachteten DIAR berechnet — Vergleich mit den höchsten Inzidenzen in der Studie von Gruber et al. [68] —, so ergibt sich: im Studienabschnitt mit 10 ml Hapten wurden maximal 76 DIAR insgesamt und maximal 27 schwere DIAR weniger beobachtet, als zu erwarten waren; im Studienabschnitt mit 20 ml Hapten wurden maximal 361 DIAR insgesamt und maximal 130 schwere DIAR weniger beobachtet, als nach den Inzidenzen von Gruber et al. erwartet werden mußten.

3.5 UVR auf monovalentes Haptendextran

In den 3 Studienabschnitten (Studienabschnitte mit 10 ml und mit 20 ml Dx 1 und Monitoring der Anwendung von 20 ml Dx 1) wurde bei 17 Patienten der Verdacht einer UVR auf Haptendextran selbst geäußert; 7 dieser Reaktionen wurden als Kausalität 3 („nicht durch Dextran bedingt") eingestuft (Kurzkasuistiken in den Tabellen 7a, b im Anhang B, S. 111, 112). Die Fallbeschreibungen der 10 Patienten mit Reaktionen der Kausalitäten 1 und 2 enthalten die Tabellen 8a, b im Anhang B. Die Klassifikation der klinischen Symptome erfolgte anhand des in Tabelle 2 (S. 25) angegebenen Schemas.

Die Symptome der UVR auf Haptendextran selbst persistierten nicht länger als 5—10 min; nur bei einer Patientin (Pat.-Nr. 3197) wurden Katecholamine zur kurzfristigen Kreislaufstützung gegeben; die weiteren verabreichten Medikamente bewirkten entweder nur eine leichte Besserung der Symptome (Kalzium) oder konnten bis zum Verschwinden der Symptomatik noch nicht wirksam geworden sein (Kortikosteroide).

Tabelle 19. Indikationen für die Infusion unterschiedlicher Dextranpräparate (Studienabschnitt mit 20 ml monovalentem Haptendextran; n = 23824); mehrere Indikationen gleichzeitig sind möglich

	n	Schock	Volumen	Throm-bose-prophylaxe	Durch-blutungs-störung	Adhäsio-lyse
Nur Dx 60	23032	240	13289	21564	3649	3
Nur Dx 40	714	17	225	355	598	0
Dx 40 + 60	78	0	58	72	60	0
Gesamt	23824	257	13572	21991	4307	3

Tabelle 20. Zeitpunkt des Beginns der Infusion von Dx 40/60 zur Thromboseprophylaxe (Studienabschnitt mit 20 ml monovalentem Haptendextran)

Indikationen	Ohne Operation	Prä-operativ	Intra-operativ	Post-operativ	Gesamt
Nur Thromboseprophylaxe	12 (0,1%)	5311 (66,7%)	2589 (32,5%)	56 (0,7%)	7968 (100%)
Thromboseprophylaxe mit anderen Indikationen	107 (0,5%)	15711 (71,4%)	6012 (27,3%)	161 (0,8%)	21991 (100%)

3.6 Indikationen für die Anwendung von Dextranlösungen

In Tabelle 19 sind die Indikationen für die Infusion von Dextran im Studienabschnitt mit 20 ml Haptendextran aufgelistet; des weiteren sind die verwendeten Dextranpräparate gesondert aufgeschlüsselt.

Die Thromboseprophylaxe wurde bei 92,3% der Patienten als einzige oder zusätzliche Indikation zur Dextraninfusion angegeben, die Volumensubstitution bei 55,8% und die Verbesserung einer gestörten Durchblutung bei 18,1% der Patienten.

Dx 40 wurde insgesamt nur bei 3,3% der Patienten infundiert.

Wie Tabelle 20 zeigt, wurde der Zeitpunkt des Beginns der Dextraninfusion zur Thromboseprophylaxe meist präoperativ gewählt: 66,7% der Kollegen, die nur diese Indikation angaben, und 71,4% der Kollegen, die diese Indikation neben anderen angaben, starteten die Infusion vor der Operation.

Tabelle 21. Fachgebiete der Teilnehmer und Anzahl der Patienten im Studienabschnitt mit 20 ml monovalentem Haptendextran

Fachgebiet	n	[%]
Anästhesie	23497	(98,6)
Innere Medizin	167	(0,7)
HNO	110	(0,5)
Neurologie	20	(0,1)
Chirurgie	18	(0,1)
Augenheilkunde	12	(0,0)
Gesamt	23824	(100,0)

3.7 Fachgebiete der Teilnehmer im Studienabschnitt mit 20 ml monovalentem Haptendextran

Über 98% der Patienten wurden im Studienabschnitt mit 20 ml Haptendextran von Anästhesisten behandelt und erfaßt (Tabelle 21). Daraus erklärt sich, daß die Thromboseprophylaxe und der Volumenersatz die im Vergleich zur Verbesserung einer gestörten Durchblutung überwiegenden Indikationen zur Dextrananwendung waren (Tabelle 19). Ebenso ergibt sich daraus die seltene Verwendung von Dx 40 in der perioperativen Phase.

4 Diskussion

4.1 Anaphylaktischer Charakter der schweren DIAR

4.1.1 Definition der Anaphylaxie

Der Begriff „Anaphylaxie" wurde von dem Pariser Physiologen Charles Richet erstmals zur Beschreibung einer unerwarteten Reaktion benutzt, die er gemeinsam mit dem Zoologen Paul Portier bei Untersuchungen über die Wirkung parenteral verabreichter tierischer Gifte bei Hunden beobachtet hatte [182]: Ein Tier hatte eine 2malige Toxininjektion innerhalb von 3 Tagen gut überstanden; bei der 3. Injektion 26 Tage später wurde es innerhalb von Sekunden schwer krank, atmete keuchend, konnte sich nicht auf den Beinen halten, erbrach blutig, hatte Durchfall und starb innerhalb von 25 min. Die beiden Forscher erkannten, daß es sich hierbei um keine spezifische Giftwirkung handelte; das Wort „Anaphylaxie" für eine bis dahin nicht bekannte Reaktionsfähigkeit des Tierorganismus sollte soviel wie die „völlige Schutzlosigkeit" gegenüber dem injizierten körperfremden Stoff zum Ausdruck bringen.

Heute versteht man unter Anaphylaxie eine *akute, allergische Allgemeinreaktion* des Organismus auf ein zugeführtes Antigen (Becker u. Austen 1976 [11]). Grundsätzlich können an dieser Reaktion Antikörper aller Immunglobulinklassen beteiligt sein, wie Untersuchungen an vielen Tierspezies gezeigt haben [11, 31, 192, 196]. Bei Tieren sind sowohl *zytotrope Anaphylaxien*, ausgelöst durch zytotrope Antikörper, wie *Aggregat- oder Immunkomplexanaphylaxien*, ausgelöst durch zirkulierende Antikörper, bekannt [11, 31, 196]. Beim Menschen fanden sich bislang überwiegend zytotrope Antikörper der Klasse IgE, die sog. Reagine, als Auslöser dieser Reaktion; folgerichtig definierten Coombs u. Gell bei der Klassifizierung der allergischen Reaktionen in 4 Typen die Anaphylaxie als eine Reaktion vom Typ I, das sind akute, systemische, allergische Reaktionen, ausgelöst durch zytotrope Antikörper [31]. In einzelnen Berichten wurden bislang zwar systemische allergische Schockreaktionen beschrieben, bei denen spezifische, nichtzytotrope, zirkulierende Antikörper nachgewiesen werden konnten [119, 133, 176, 255]; zu diesen Reaktionen gehört z. B. die Schockreaktion bei Serumkrankheit, d. h. die anaphylaktische Reaktion bei wiederholter parenteraler Applikation xenogener Seren [236]. Bis heute hat sich aus diesen Berichten aber noch keine generelle Änderung der Definition der Anaphylaxie als allergische Reaktion vom Typ I ergeben [31, 196].

4.1.2 Symptomatik der Anaphylaxie

Typische Hauterscheinungen bei Anaphylaxie sind Flush, Erythem oder auffallende Blässe, Urtikaria, Quaddeln, Quincke-Ödem, flächenförmige angioödematöse Schwellungen und Pruritus; die Symptome sind oft über größere Areale der Körperoberfläche verteilt [11, 236].

Die schwergiegendsten Reaktionen betreffen Kreislauf und Atmung: Der systemische Blutdruck kann bis zu nicht meßbaren Werten abfallen und von Tachykardie, seltener von Bradykardie, begleitet sein; Herz- und Kreislaufstillstand können initial oder nach vorherigem Blutdruckabfall auftreten [11, 156, 173, 174, 236]. Die Kreislaufdepression kann mit einer Widerstandserhöhung in der pulmonalen Strombahn einhergehen, wahrscheinlich infolge einer Vasokonstriktion [174, 225, 226]; der totale periphere Gefäßwiderstand kann infolge Freisetzung vasodilatierender Mediatoren erniedrigt sein [156, 225, 226].

Als Folge des raschen Kreislaufversagens können Benommenheit und Bewußtlosigkeit des Patienten eintreten [173, 174].

So unterschiedliche Effekte wie Hautrötung oder -blässe können auf der Wirkung verschiedener Mediatoren, z. B. Histamin, Serotonin, „slow-reacting substance of anaphylaxis" (Leukotriene LTC_4, LTD_4, LTE_4), Prostaglandine, Bradykinin usw., beruhen [172, 173, 211, 236]. Inwieweit Unterschiede in der Freisetzung dieser Substanzen bei zytotroper bzw. Aggregatanaphylaxie bestehen, ist noch weitgehend unbekannt [172, 173, 211, 225, 236].

Die Beeinträchtigung der Atmung bei Anaphylaxie reicht von leichter Dyspnoe bis zu schwerstem, lebensbedrohendem Bronchospasmus [156, 174, 236]. Tierversuche haben gezeigt, daß dabei der Abfall der Lungencompliance sowohl durch eine pulmonale Stauung (bei Aggregatanaphylaxie) wie durch Bronchokonstriktion (bei zytotroper Anaphylaxie) hervorgerufen sein kann [225, 226].

Möglicherweise sind aber unterschiedliche Organreaktionen – wie Hautrötungen oder -blässe, Tachykardie oder Bradykardie – auch ein Hinweis auf unterschiedliche Typen der Anaphylaxie; so konnten Revenäs und Smedegård eine unterschiedliche kardiorespiratorische Symptomatik bei der zytotropen Anaphylaxie im Gegensatz zur Immunkomplexanaphylaxie an Macaca-irus-Affen nachweisen [179, 181, 225–227]. Bei beiden Typen der Anaphylaxie wurden vergleichbar starke Abfälle des Herzminutenvolumens (HMV) und des systemischen Blutdrucks und eine Steigerung der Herzfrequenz registriert. Auffallenderweise war die Reduktion des HMV bei der Aggregatanaphylaxie vornehmlich auf den erhöhten Widerstand im Pulmonalkreislauf mit nachfolgendem akutem Rechtsherzversagen zurückzuführen [226], während bei der zytotropen Anaphylaxie ein verminderter venöser Rückfluß aufgrund eines peripheren Blutpoolings und, in geringem Maße, einer Extravasation von Plasma Ursache der Kreislaufdepression waren [225, 226]. Während Aggregatanaphylaxie entstand – im Vergleich zur zytotropen Anaphylaxie – eine deutlich stärkere Vasokonstriktion ohne wesentliche Beeinflussung des Gasaustausches; bei letzterer wurde eine stärkere Konstriktion der bronchialen Muskulatur bei gleichzeitiger Erniedrigung der O_2-Sättigung des Hämoglobins im arteriellen Blut beobachtet [225–227]. Auffallend war die deutliche Verminderung der Thrombozyten- und Leukozytenzahlen im peripheren Blut bei Aggregatanaphylaxie im Gegensatz zur zytotropen Anaphylaxie. Nach Aggregatanaphylaxie ergab die histologische Untersuchung der gestauten und schweren Lungen in den Gefäßen Ablagerungen von Leukozyten, Thrombozyten, Fibrin und einer großen Anzahl hyaliner Globuli. Dagegen war das Gewicht der Lungen nach zytotroper Anaphylaxie normal; in den Lungengefäßen fanden sich keine hyalinen Globuli und geringere Ablagerungen von Leukozyten, Thrombozyten und Fibrin als bei Aggregatanaphylaxie [225–227]. Diese Befunde verdeutlichen, daß selbst bei parallelem Verlauf von Blutdruck und Herzfrequenz bei 2 unterschiedlichen Typen der Anaphylaxie differente Organ- und Gefäß- bzw. Zellsysteme beteiligt sind und sich daher unterschiedliche Effekte auf den Gesamtorganismus ergeben.

Als zusätzliche Symptome können am Respirationstrakt beobachtet werden: Schwellung und Hyperämie der Nasenschleimhaut, Rhinorrhö, Jucken in der Nase und am Gaumen, Schwellung von Pharynx und Larynx bis zum Verschluß der oberen Atemwege [11, 173, 174, 236].

Im Gastrointestinaltrakt können Kontraktionen der glatten Darmmuskulatur erfolgen, die sich als krampfartige Abdominalschmerzen äußern. Übelkeit, Erbrechen, Diarrhö, Lumbalschmerzen und evtl. spontaner Urin- oder Stuhlabgang sind weitere häufiger beobachtete Symptome [11, 199, 236].

4.1.3 Die anaphylaktische Symptomatik der DIAR

Die für die Anaphylaxie typischen Symptome sind in den zahlreichen Berichten über UVR bei Dextraninfusionen immer wieder beschrieben worden [9, 10, 28, 51, 74, 114, 121, 127, 137, 192, 197, 199, 201, 202, 243, 246, 247, 259, 261]. Die auffälligsten und konstant wiederkehrenden Symptome wurden von Ring u. Meßmer zur Klassifizierung der Schweregrade der UVR bei Infusion von Kolloidlösungen herangezogen (s. Tabelle 1, S. 24, [201, 202]).

Bei DIAR können sämtliche für die Anaphylaxie typischen Veränderungen der Haut (s. 4.1.2) beobachtet werden. Sie können auch nach Behebung von Kreislauf- oder Atmungskomplikationen über Stunden bestehen bleiben. Normalerweise sind sie nicht schwerwiegend, sieht man von Schwellungen der Schleimhaut im Bereich der Glottis ab. Dies wird auch durch die leichten Reaktionen ausschließlich der Haut bestätigt, die im Rahmen dieser Studie trotz Vorinjektion von Haptendextran noch beobachtet wurden.

Der anaphylaktische Charakter der schweren DIAR wird gerade durch die Plötzlichkeit ihres Beginns deutlich: Typischerweise wird sie während der ersten Minuten der Infusion, wenn erst wenige Milliliter Dextran den Kreislauf erreicht haben, beobachtet [74, 127, 199, 201, 206, 246, 247]. Der schnelle Beginn der Reaktion folgt also weitgehend dem Alles-oder-nichts-Gesetz. Im Gegensatz dazu wurde z. B. bei Infusion von Gelatinelösungen die Schwere der beobachteten UVR in deutlicher Abhängigkeit vom Volumen infundierter Lösung und der Geschwindigkeit der Infusion gefunden [139, 140, 153].

Dieser akute Beginn der schweren DIAR wurde in der vorliegenden Studie auch bei den Patienten, die trotz Haptenprophylaxe eine schwere DIAR erlitten, beobachtet (Pat.-Nr. 3206, 3235, 3259, 3300, 3347 in den Tabellen 4a, 5a und 6a im Anhang B). Auf die Schnelligkeit der Entwicklung und die Schwere der Reaktion scheint auch eine gleichzeitig bestehende Allgemeinanästhesie keinen wesentlichen Einfluß zu haben (Pat.-Nr. 3206, 3235, 3259, 3347 in den Tabellen 4a, 5a und 6a im Anhang B). Bei dem einzigen wachen Patienten (Pat.-Nr. 3300, Tabelle 5a), der eine schwere DIAR entwickelte, wurde ein eher zögernder und wenig dramatischer Verlauf der Reaktion berichtet. Diese Befunde bestätigen erneut die Beobachtung anderer Autoren [10, 59, 65, 69, 74, 150, 199], daß bei genauer Kontrolle des Patienten während der ersten 10 min der Infusion eine möglicherweise schwere Reaktion auch immer erfaßt werden kann.

4.1.4 Immunologische Befunde zur Anaphylaxie der DIAR

In früheren Jahren, als eine Beteiligung spezifischer Antikörper an den Dextranunverträglichkeiten noch nicht gesichert war, wurden diese Reaktionen insgesamt als „anaphylaktoid" beschrieben [74, 199]. Als „anaphylaktoid" wird eine Reaktion bezeichnet, wenn sie unter den typischen Symptomen der Anaphylaxie abläuft, sich jedoch eine Antikörperbeteiligung nicht nachweisen läßt.

Zahlreiche Befunde hatten in den letzten Jahren die anfängliche Hypothese immer mehr erhärtet, daß zumindest die klinisch schweren DIAR (Schweregrad III und IV) unter ursächlicher Beteiligung der zirkulierenden DRA ablaufen und diese Reaktionen daher als Aggregat- oder Immunkomplexanaphylaxie klassifiziert werden müssen:

— Die bei 70% der Menschen nachweisbaren, präformierten, zirkulierenden DRA fanden sich bei Patienten mit DIAR in deutlich höheren Titern als in der übrigen Bevölkerung [74, 75, 77, 192, 199]. Mit zunehmendem Schweregrad der Reaktion fanden sich höhere Titer der DRA, sofern sie aus vor der Reaktion gewonnenen Seren ermittelt worden waren [74, 75, 77, 116, 192]. Nach der Reaktion sind diese Titer typischerweise erniedrigt, wie auch die Daten der vorliegenden Studie bestätigen. Die Konzentration des Komplementfaktors C1q war nach schweren Dextranunverträglichkeiten signifikant und die des Faktors C4 deutlich erniedrigt [74]; dies sind eindeutige Hinweise auf eine Aktivierung des Komplementsystems über den klassischen Weg, ausgelöst durch eine Antigen-Antikörper-Reaktion. Zwar ließ sich in vitro mit Dextranen verschiedener Herkunft und einem $\overline{M}_w > 60000$ eine Aktivierung des Komplementsystems menschlicher Seren, auch auf dem alternativen Weg, zeigen [73, 134, 165, 175]; in vivo bewirkten jedoch weder die Infusion einer Lösung von Dx 70 beim Patienten [74] noch die i.v.-Injektion von gelöstem nativem Dextran beim Affen [76] eine Änderung der Konzentration von Komplementfaktoren und auch keine Auslösung von UVR.
— Deutliche indirekte Hinweise auf eine Aggregatanaphylaxie waren auch in den lungenhistologischen Präparaten von Patienten nach tödlich verlaufener DIAR zu erkennen [180, 261]: Die Lungengefäße waren von Thrombozyten, Leukozyten und hyalinen Globuli, die sich wie Fibrin anfärbten, ausgefüllt; es wird angenommen, daß nach der Bildung löslicher oder unlöslicher Antigen-Antikörper-Komplexe die Leukozyten und Thrombozyten mit ihren Fc-Rezeptoren an die Fc-Segmente der DRA gebunden werden [192]. Die Fibrinablagerungen werden als Endresultat der Aktivierung des Komplement- und nachfolgend des Gerinnungssystems interpretiert [192].
— Zytotrope DRA der Klasse IgE ließen sich bei Patienten als Ursache von Dextranunverträglichkeit nie nachweisen: Bei Patienten mit DIAR waren weder im Radio-allergo-sorbent-Test (RAST) spezifische Antikörper der Klasse IgE noch im Radio-immuno-sorbent-Test (RIST) die Spiegel der Antikörper der Klasse IgE im Serum eindeutig erhöht [77]; darüber hinaus konnten mittels der passiven kutanen Anaphylaxie (PCA) beim Affen nach Provokation mit klinischem Dextran keine Hautreaktionen vom Soforttyp ausgelöst werden, weder nach kurzer (3 h) noch nach langer (24 h) Latenzzeit [77, 199].

In der vorliegenden Studie wurden trotz Vorinjektion von 10 ml bzw. 20 ml monovalentem Haptendextran 5 DIAR vom Schweregrad III beobachtet (Pat.-Nr. 3206, 3235, 3259, 3300 und 3347, Kurzkasuistiken in den Tabellen 4a, 5a und 6a im Anhang B). Bei allen 5 Patienten fanden sich mittels der Hämagglutinationsmethode hohe bis extrem erhöhte Titer der

Gesamt-DRA, verglichen mit den DRA-Titern von 1408 Kontrollpatienten ohne bekannte Unverträglichkeitsrekation auf Dextran [75]. In der Kontrollgruppe [75] reichten die Titer von DRA von 1:0 bis 1:2048, der Medianwert lag bei 1:16. Bei 2 der 5 Patienten mit DIAR Grad III wurden mit 1:524288 die höchsten bislang bekannten Titer der Gesamt-DRA überhaupt bestimmt. Die vorbestehenden DRA-Titer der übrigen 3 Patienten waren: 1:512, 1:256 und 1:64. Die Titer aller 5 Patienten waren nach der Reaktion deutlich erniedrigt. Der mit 1:64 relativ niedrige initiale DRA-Titer bei Pat.-Nr. 3235 zeigt aber, daß durch die Bestimmung der Titer der Gesamt-DRA mittels Hämagglutination noch keine hinreichende Identifizierung derjenigen Patienten möglich ist, die bei Infusion von Dextran vom Risiko einer schweren DIAR bedroht sind. Ein Titer der Gesamt-DRA von 1:64 kann nämlich bei vielen Patienten nachgewiesen werden, die eine Dextraninfusion ohne Auffälligkeiten tolerieren [77, 199].

Eine genauere Identifizierung der bei Infusionen von Dextran gefährdeten Patienten gelang, als im Lauf der Studie mit Hilfe der RCLAAR die Titer der einzelnen Ig-Klassen und teilweise der -Subklassen der DRA bestimmt werden konnten. Bei 96 Patienten, die Dextraninfusionen tolerierten, ließen sich Titer der einzelnen Ig-Klassen (IgG, IgM und IgA) der DRA im Bereich von 1:0–1:2048 nachweisen, wobei folgende Medianwerte ermittelt wurden: IgG 1:16; IgM 1:8; IgA 1:4 [116]. Dextranreaktive Antikörper der Klasse IgE konnten mittels der radioaktiven RCLA*AR bei Patienten, die DIAR erlitten hatten, bislang nicht nachgewiesen werden [116]. Ebenso fanden sich weder bei Patienten mit noch bei Patienten ohne DIAR dextranreaktive Antikörper der Klasse IgD [116]. Bei 19 Patienten, die DIAR der Schweregrade III und IV erlitten hatten, lagen die DRA-Titer der einzelnen Ig-Klassen zwischen 1:64 und 1:65536 mit folgenden Medianwerten: IgG 1:8192; IgM 1:512; IgA 1:1024 [116]. Patienten mit schweren DIAR wiesen demnach die höchste durchschnittliche Konzentration von DRA der Klasse IgG auf; die initialen IgG-Titer waren in allen Fällen 1:1024 oder höher; bei 4 Patienten mit tödlich verlaufener DIAR lagen die IgG-Titer sogar bei 1:16384 und höher [116].

Vergleicht man diese Befunde mit den Ergebnissen der vorliegenden Studie, so wird die Hypothese, daß es sich bei den schweren DIAR um eine Aggregatanaphylaxie handelt, klar bestätigt (Tabellen 4b, 5b und 6b im Anhang B, S. 104ff.). Die initialen Titer der IgG-DRA aller 5 Patienten, die schwere DIAR erlitten, waren höher als 1:1024, die Titer der übrigen Ig-Klassen der DRA waren z. T. ebenfalls sehr hoch, z. T. aber unauffällig. Nach den Reaktionen fanden sich deutlich erniedrigte Antikörpertiter. Der Abfall der DRA-Titer um 2–10 Titerstufen bedeutet, daß 75–99% der zuvor freien Antikörper in Immunkomplexen gebunden wurden.

Nur bei 2 Patienten mit schweren DIAR (Pat.-Nr. 3206 und 3235) wurden die Subklassen IgG_2, IgG_3 und IgG_4 bestimmt. Bei Pat.-Nr. 3206 waren die Titer aller Subklassen stark erhöht, besonders aber der Titer von IgG_2; bei Pat.-Nr. 3235 muß eine Prädominanz von IgG_1 vorgelegen haben, da bei hohem Titer der Gesamt-IgG die anderen IgG-Subklassen niedrige Titer aufwiesen. Kraft et al. [78, 116] fanden bei ihren Screeninguntersuchungen bei Patienten, die schwere DIAR erlitten hatten, eine deutliche Prädominanz von IgG_2-DRA; sie nehmen auch für die Antikörper der Subklasse IgG_1 eine wichtige Rolle bei der Auslösung der DIAR an. Schon früher hatte Yount erkannt, daß die Immunisierung gegen natives Dextran oder gegen andere Polysaccharide beim Menschen vornehmlich zur Bildung von IgG_2-Antikörpern führt [260]. Die Analysen der Ig-Subklassen der DRA der beiden oben erwähnten Patienten (Pat.-Nr. 3206 und 3235) bestätigen die vorherrschende Rolle von IgG_1 und IgG_2 unter den DRA, insbesondere bei Patienten mit schwerer Dextranunverträglichkeit.

In den 3 Studienabschnitten wurden bei insgesamt 36 Patienten leichte DIAR (der Schweregrade I und II) registriert. Bei 28 dieser Patienten konnten zur Analyse der DRA-Titer Seren vor und nach DIAR asserviert werden; 25 dieser Patienten wiesen vorbestehende Titer von DRA — Medianwert 1 : 128 — und einen Abfall dieser Titer nach der Reaktion auf. Zur Beurteilung der kausalen Beteiligung der DRA an diesen Reaktionen ist zu berücksichtigen: DRA in initial niedrigen Titerbereichen mit einem Abfall der Titer nach der Reaktion ließen sich auch bei Patienten nachweisen, die Dextraninfusionen tolerierten [77, 199]; es ist daher nicht auszuschließen, daß Patienten mit leichten DIAR vergleichbare Titerverläufe aufweisen, ohne daß die Antikörper kausal an der Unverträglichkeit beteiligt sind.

Von den 28 Patienten mit leichten DIAR, bei denen Antikörperbestimmungen vor und nach der Reaktion möglich waren, hatten 5 Patienten Titer der IgG-DRA von 1 : 1024 und höher. Nach der Reaktion waren die Titer auf im Durchschnitt 1 : 256 erniedrigt (Pat.-Nr. 3178 in Tabelle 4b; Pat.-Nr. 3219, 3257, 3291, 3299 in Tabelle 5b im Anhang B). Da vergleichbare Ausgangstiter und deren Veränderungen bei Patienten, die Dextran tolerierten, bislang nicht beobachtet wurden, ist nach unserem heutigen Wissensstand anzunehmen, daß auch bei diesen 5 Patienten mit leichter DIAR Dextranantikörper kausal an den Unverträglichkeitsreaktionen beteiligt waren. Offensichtlich war die Dosis von Haptendextran nicht ausreichend, um alle spezifischen Antikörper zu blockieren und die Reaktionen völlig zu unterdrücken. Aufgrund der hohen Antikörpertiter konnte bei diesen Patienten durch die Standarddosis von 20 ml Haptendextran die DIAR nicht verhindert werden; wahrscheinlich wurden jedoch durch die Prophylaxe potentiell schwere zu leichteren Reaktionsverläufen abgeschwächt.

4.1.5 Regionale Unterschiede der DRA-Titer

Im Verlauf der Studie fielen unterschiedliche DIAR-Häufigkeiten pro Anzahl beobachteter Patienten in den beiden Kliniken auf, in denen im Rahmen der Studie die größte Zahl der Patienten erfaßt worden war: Klinikum Großhadern, München, und Krankenhauszweckverband Augsburg. Im Klinikum Großhadern wurden etwa 9mal mehr Patienten (n = 17417) als in Augsburg behandelt, die Häufigkeit registrierter DIAR war jedoch in Augsburg 3mal höher (Tabellen 14 und 15 unter 3.3.2.5). Ein Vergleich mit den Häufigkeiten der DIAR der übrigen Kliniken ist wegen der kleinen Anzahl der dort jeweils registrierten Patienten und DIAR nicht sinnvoll.

Ursachen für die größere DIAR-Häufigkeit bei den Augsburger im Vergleich zu den Münchner Patienten könnten sein: die vergleichsweise kleinere Zahl beobachteter Patienten in Augsburg und eine unterschiedliche Zusammensetzung des Patientengutes in den beiden Kliniken bezüglich Geschlecht, Alter, Art der Erkrankungen, Herkunft der Patienten und Expression der DRA.

Die Patienten, die trotz Haptenprophylaxe in Großhadern bzw. Augsburg eine DIAR erlitten, sind in der Tabelle 5a im Anhang B (S. 105 ff.) durch folgende Codenummern identifiziert:

— Großhadern: 3217, 3219, 3220, 3243, 3252, 3257, 3264, 3266, 3271, 3291, 3295, 3299, 3300, 3329, 3333, 3341;
— Augsburg: 3256, 3259, 3281, 3293, 3324, 3326.

Auch bei Berücksichtigung der geringeren Anzahl der Patienten aus Augsburg im Vergleich zu den Patienten aus München bleibt der deutliche Unterschied der DIAR-Häufigkeiten in beiden Populationen auffällig.

In beiden Kliniken hatten Patienten männlichen und weiblichen Geschlechts DIAR in gleicher Häufigkeit erlitten.

Das Durchschnittsalter war bei den Patienten mit DIAR in Augsburg mit 40,6 Jahren deutlich niedriger als bei den Patienten in Großhadern mit 52,8 Jahren. Nachdem sich generell in dieser Studie keine Korrelation zwischen DIAR und Alter der Patienten ergeben hatte (Abb. 2, S. 37), konnte auch beim Vergleich dieser beiden Kliniken das zudem noch niedrigere Alter der Patienten aus Augsburg nicht als Erklärung für eine höhere Inzidenz der DIAR herangezogen werden.

Auch der Vergleich der Erkrankungen der Patienten aus beiden geographischen Räumen und in der Gesamtstudie (Tabellen 16a, b, S. 43, und 5a im Anhang B) ergab keinen Anhalt für eine Präferenz bestimmter Erkrankungen bei Patienten mit DIAR.

Es blieb daher zu prüfen, ob DIAR regional in unterschiedlichen Häufigkeiten auftreten, wie früher bereits vermutet worden war [10, 137, 199, 201]. Um eine entsprechende Analyse in unserer Studie durchführen zu können, wurden alle Patienten, soweit möglich, nach ihren Wohnorten gruppiert und die DIAR-Häufigkeit auf 1000 Patienten eines PLZ-Raumes bezogen (Abb. 3 und 4). Aus Abb. 3 (S. 40) wird zunächst deutlich, daß eine wesentlich geringere Anzahl der erfaßten Patienten aus dem PLZ-Raum um Augsburg (PLZ-Nr. 8900–8999, n = 2390) stammte als aus dem PLZ-Raum um München (PLZ-Nr. 8000–8099, n = 12663); dennoch wurde bei den Patienten beider PLZ-Räume die gleiche Anzahl von DIAR beobachtet (Abb. 4). Eine vergleichbar hohe Häufigkeit wie im Raume Augsburg wurde auch in den PLZ-Räumen nördlich von Augsburg und südlich von München gefunden; ein direkter Vergleich mit den PLZ-Räumen Augsburg und München ist jedoch aufgrund der geringen Anzahl (n = 1503 bzw. 885) der Patienten bzw. DIAR (n = 4 bzw. 2) nicht möglich.

Der direkte Vergleich ergibt, daß bei den Patienten aus dem Raum Augsburg eine DIAR nahezu 4mal häufiger beobachtet wurde als bei Patienten aus dem Raum München. Bei Richtigkeit unserer Hypothese, daß die schwere DIAR eine durch zirkulierende dextranreaktive Antikörper ausgelöste Immunkomplexanaphylaxie ist, war zu fordern, daß sich regionale Unterschiede der DIAR-Inzidenz auch in unterschiedlicher Ausprägung der DRA bei der Bevölkerung widerspiegeln sollten. Zur Prüfung dieser Hypothese wurden 1981 von zur Operation anstehenden Patienten in Augsburg (n = 139) und in Großhadern (n = 241) prospektiv Blutproben vor Dextraninfusion entnommen und die DRA-Titer bestimmt. Aus Abb. 5 wird deutlich, daß sich bei 31,1% der Patienten aus München keine DRA und relativ häufig niedere Titer bis zu 1:32 nachweisen ließen, während nur bei 12,2% der Patienten aus Augsburg keine DRA und häufiger höhere Titer ab 1:64 gefunden wurden.

Damit ist der Nachweis erbracht, daß DRA regional unterschiedlich ausgeprägt sein können. Bei der Bevölkerung der Region, die die höhere DIAR-Inzidenz aufwies (Augsburg), ließen sich auch häufiger und höhere DRA-Titer nachweisen als bei der Bevölkerung der Vergleichsregion (München). Diese Befunde sprechen für die Richtigkeit der Ausgangshypothese, nämlich daß die spezifischen Antikörper an den Dextranunverträglichkeiten kausal beteiligt sind. Die Ursachen dieser regional unterschiedlichen Ausprägung der DRA sind bislang nicht bekannt. Möglicherweise haben unterschiedliche Eß- und Trinkgewohnheiten, bakterielle Infektionen oder eine genetische Determinierung hier einen Einfluß. Bei Mäusen ist die genetische Determinierung der Immunantwort auf verschiedene antigene Determinanten von Dextran nachgewiesen [20, 40].

Meßmer, Richter und Takaori fanden bei Untersuchungen von Patientenseren aus mehreren Ländern geographische Unterschiede der DRA-Titerverteilung: Bei der Bevölkerung in Deutschland, Italien und in den USA konnten sie häufiger und häufiger hohe DRA-Titer nachweisen als bei Einwohnern in Schweden, Norwegen und Japan [151, 233].

4.2 Möglichkeiten zur Verhinderung der DIAR

Aufgrund der günstigen Wirkungen von Dextranlösungen in Prophylaxe und Therapie ist die Verhinderung ernsthafter Nebenwirkungen durch Dextran selbst dringend geboten.

Nachdem der anaphylaktische Charakter der schweren DIAR nachgewiesen war, boten sich im Prinzip 2 Möglichkeiten an, die lebensbedrohenden Dextranreaktionen zu verhindern:

1. Durch einen einfachen, schnell durchführbaren Test könnte man unter den Patienten, die Dextraninfusionen erhalten sollen, diejenigen identifizieren, die im Serum DRA der Klasse IgG in hohen Konzentrationen aufweisen. Diese Patienten sind vom Risiko einer schweren DIAR bedroht, bei ihnen sollte deshalb die Infusion von Dextran unterbleiben.
2. Es könnte eine Prophylaxe zur Verhinderung der dextranbedingten Immunkomplexanaphylaxie entwickelt werden. Diese Prophylaxe müßte dann bei allen Patienten angewendet werden, bei denen eine Erstinfusion von Dextran geplant ist.

Zu 1: Einen in der Praxis schnell durchführbaren Screeningtest zur Bestimmung der IgG-DRA-Titer, mit dem alle Patienten vor einer Erstinfusion von Dextran getestet werden könnten und müßten, gibt es bislang nicht. Die Durchführung der RCLAAR ist nur unter großem zeitlichem und personellem Aufwand möglich. Sie muß daher auf wenige ausgesuchte Patientenseren beschränkt bleiben.

Zu 2: Zur Entwicklung einer generellen Prophylaxe bot sich, insbesondere wegen der einfachen Struktur des Dextranmoleküls, die Anwendung des in der Immunologie bekannten Prinzips der Haptenhemmung an.

De Weck und Girard hatten das Prinzip der Haptenhemmung 1972 erstmals in die Klinik eingeführt, zur Verhinderung der Penicillinallergie [249, 250].

4.2.1 Hemmung der DIAR durch monovalentes Haptendextran

4.2.1.1 Prinzip der Haptenhemmung

Auslösendes Moment einer anaphylaktischen Reaktion ist sowohl bei der zytotropen wie bei der Aggregatanaphylaxie die Bindung von zumindest 2 Antikörpern an die antigenen Determinanten polyvalenter Antigene [103, 105, 106, 107, 169, 184, 229]. Eine antigene Determinante ist der Teil eines Antigens, der gerade einen Bindungsbereich eines spezifischen Antikörpers voll ausfüllt und blockieren kann; die antigene Determinante ist diesem Bindungsbereich komplementär [105, 106, 107].

Bei der *zytotropen* Anaphylaxie sind die Antikörper an Rezeptoren der Mastzelloberfläche gebunden. Werden mindestens je eine Bindungsstelle von 2 Antikörpern von einem

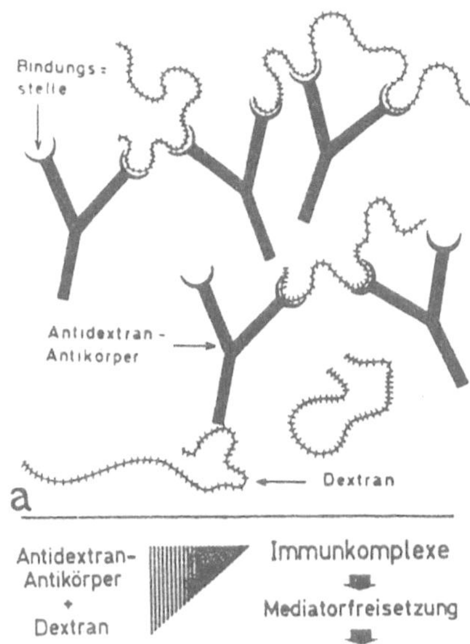

Abb. 8a. Schematische Darstellung der Aggregatbildung aus plurivalenten Dextranmolekülen und zirkulierenden (hier IgG) DRA bei der dextranbedingten Immunkomplex- oder Aggregatanaphylaxie. Die Immunkomplexe führen über Komplementaktivierung und Mediatorfreisetzung zur klinischen Reaktion

Antigen abgebunden, erfolgt also eine „Brückenbildung" zwischen den Antikörpern, dann werden über Membranveränderungen der Mastzellen vasoaktive Mediatoren, z. B. Histamin, freigesetzt, und die klinische Reaktion ausgelöst [93, 169, 196, 197].

Bei der Immunkomplexanaphylaxie werden in analoger Weise 2 oder mehrere zirkulierende Antikörper an polyvalente Antigene gebunden und bilden mit vielen Antigenen ein Netz. Dadurch wird das Komplementsystem aktiviert, Mediatorsubstanzen werden z. B. aus Thrombozyten, Basophilen und Endothelzellen freigesetzt, und die klinische Reaktion kann erfolgen. Abbildung 8a soll den Ablauf der Immunkomplex- oder Aggregatanaphylaxie am Beispiel des Dextrans und seiner spezifischen Antikörper verdeutlichen.

Eine Verhinderung sowohl der zytotropen wie der Aggregatanaphylaxie müßte möglich sein, wenn die Bindungsstellen der Antikörper isoliert von einzelnen antigenen Determinanten, sog. monovalenten Haptenen, abgebunden werden könnten, so daß eine Brücken- oder Aggregatbildung zwischen vielen Antigenen und Antikörpern nicht mehr stattfinden könnte.

„Haptene" wurden 1921 erstmals von Landsteiner als Stoffe definiert, die wie Antigene an spezifische Antikörper gebunden werden können, jedoch im Unterschied zu den Antigenen selbst keine Bildung spezifischer Antikörper anzuregen vermögen [120]. Haptene sind daher im Gegensatz zu Antigenen nicht immunogen; wie diese besitzen sie jedoch antigene Determinanten, in der Regel allerdings weniger als die Antigene. Ein „monovalentes Hapten" wird aufgrund seiner Größe an nur eine Bindungsstelle eines spezifischen Antikörpers gebunden, es besteht im Idealfall aus nur einer antigenen Determinante [107, 196].

Das Prinzip der Haptenhemmung im Dextran-Antidextran-System ist in Abb. 8b dargestellt: Die Bindungsstellen der DRA sind durch monovalente Haptendextrane, die möglichst die Größe einer antigenen Determinante von Dextran haben, blockiert; Aggregate aus mehreren oder vielen Antigenen und Antikörpern können nicht mehr entstehen, und damit sind Komplementaktivierung, Mediatorfreisetzung und klinische Reaktionen unterbunden. In der Praxis bedeutet dies, daß die Antikörper durch die Haptene blockiert werden müssen, z. B. durch eine i.v.-Injektion von Haptendextran beim Menschen, bevor die pluri-

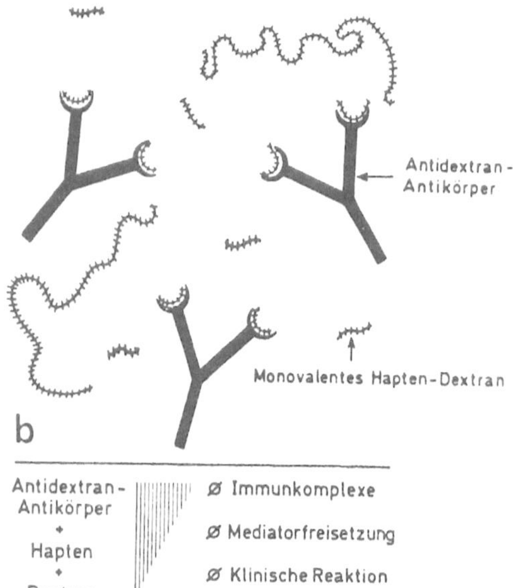

Abb. 8b. Prinzip der Haptenhemmung: Moleküle von monovalentem Haptendextran blockieren die Antikörperbindungsstellen isoliert; werden nachfolgend plurivalente Dextranmoleküle zugeführt, so können diese keine Aggregate mehr bilden. Mediatorfreisetzung und klinische Reaktion sind verhindert

valenten Moleküle, z. B. das klinische Dextran, mit den Antikörpern in Kontakt kommen können.

Die Anwendung des Prinzips der Haptenhemmung zur Verhinderung der Dextrananaphylaxie erforderte die Entwicklung eines monovalenten Haptendextrans. Dazu mußten zunächst Spezifität und Größe der Bindungsstellen der Dextranantikörper und damit Struktur und Größe einer antigenen Determinante von Dextran B 512 ermittelt werden.

4.2.1.2 Haptenhemmung der Dextran-Antidextran-Präzipitation in vitro

Größe und Struktur der antigenen Determinante von Dextran B 512 wurden von Kabat et al. [103–107, 110] und Richter [185, 187, 189] in ausgedehnten Versuchen der Antikörperhemmung in vitro durch Oligosaccharide unterschiedlicher Molekulargewichte untersucht. Da Dextran B 512 neben den überwiegenden α-1,6-Glykosidbindungen auch in geringem Maße α-1,3-Bindungen der einzelnen Glukosemoleküle aufweist, besitzt ein Dextranmolekül mehrere verschiedene antigene Determinanten [103, 105–107]; die Induktion unterschiedlicher spezifischer Antikörper gegen diese antigenen Determinanten ist v. a. an Mäusen untersucht worden [20, 29, 32, 89]. Dextranantikörper können gegen endständige oder nichtendständige antigene Determinanten von Dextran gerichtet sein [30]. Mittels der In-vitro-Hemmung der Präzipitation von Dextranantikörpern mit klinischem Dextran durch verschiedene Oligosaccharide fanden Kabat et al., daß die Antikörperbindungsstellen in ihrer Größe Molekülen von 2–7 Glukoseeinheiten komplementär waren [105]; entsprechend groß waren also die antigenen Determinanten von Dextran anzunehmen. Die Präzipitationshemmung erfolgte am effektivsten mit Isomaltoseoligosacchariden, die aus α-1,6-glykosidisch verbundenen Glukoseeinheiten bestanden; die Hemmwirkung nahm von der Isomaltose bis zur Isomaltopentaose deutlich zu, während bei der Isomaltohexaose und -heptaose nur noch ein geringer Wirkungszuwachs festzustellen war [104]. Diese Ergebnisse wurden von Richter in der radialen Immundiffusion bestätigt [185, 187]. Der Befund, daß Oligosaccharide, die nur α-1,6-Glykosidbindungen besitzen, die effektivste Blockierung der Dextranantikörper bewirkten, wurde untermauert durch den Nachweis der Kreuzreaktivität zwischen synthetischem, linearem α-1,6-glykosidisch aufgebautem Dextran und B 512 Dextran [189].

Für die Anwendung in vivo konnte nach diesen Ergebnissen von einem monovalenten Haptendextran, bestehend aus 6 Glukoseeinheiten ($\bar{M}_w$ = 990), die beste Wirksamkeit zur Verhinderung dextraninduzierter Anaphylaxien erwartet werden [185, 192].

4.2.1.3 Haptenhemmung der zytotropen Dextrananaphylaxie beim Meerschweinchen

Bei Kaninchen wurden Antipneumokokken-Typ-II-Seren, die mit Dextran kreuzreagieren, und Antidextran-B 512-Seren induziert und mittels passiver Sensibilisierung am Meerschweinchen getestet [87, 184, 186, 188]. Die passive Sensibilisierung bietet im Gegensatz zur aktiven Sensibilisierung den Vorteil, daß nicht nur die Antigen- sondern auch die Antikörpermenge variiert werden und daher die anaphylaktische Antwort noch genauer quantifiziert werden kann. Die beim Kaninchen induzierten Dextranantikörper gehören zur Klasse IgG; sie besitzen aber für Meerschweinchengewebe, insbesondere Mastzellen, zytotrope Eigenschaften, so daß die durch diese Antikörper ausgelöste Überempfindlichkeit der IgE-vermittelten Anaphylaxie beim Menschen vergleichbar ist [197]. Wie zu erwarten, lösten bei den sensibilisierten Tieren Dextrane mit abnehmenden Molekulargewichten besonders im Bereich zwischen $\bar{M}_w$ = 10000–600 sowohl bei kutaner wie systemischer Applikation weniger und schwächere oder keine anaphylaktischen Symptome aus [184, 186]. Die Inhibition einer anaphylaktischen Reaktion bei Provokation mit Dextran mit $\bar{M}_w$ = 42100 oder $\bar{M}_w$ = 71000 zeigte sich aber nicht nur abhängig von der Menge und dem Molekulargewicht des gleichzeitig verabreichten Oligosaccharids, sondern auch von der Stärke der passiven Sensibilisierung [186, 197]: Bei maximaler Sensibilisierung der Meerschweinchen wurde eine Isomaltodekaose — Dextran aus 10 Glukoseeinheiten — als kleinstes Dextranmolekül identifiziert, welches eine passive kutane Anaphylaxie (PCA) auslösen konnte. Bei Tieren mit submaximaler Sensibilisierung bewirkte die Provokation mit der Isomaltodekaose keine anaphylaktischen Symptome mehr; bei diesen Tieren konnte erst ein Dextran mit $\bar{M}_w$ = 3100 wieder Brückenbildung und kutane Anaphylaxie hervorrufen [186]. Auch bei maximaler Sensibilisierung konnte durch Provokation mit einer Isomaltohexaose ($\bar{M}_w$ = 990) keine Anaphylaxie erzeugt werden; dieses Dextran erwies sich dadurch als monovalentes Haptendextran [186]. Wurde die nichtanaphylaktogene Dextranfraktion zur anaphylaktogenen Dextranfraktion im molaren Verhältnis von 7,6:1 zugemischt, so konnte in den Untersuchungen zur systemischen Anaphylaxie die Mortalität von 100% auf 0% gesenkt werden [184]; betrug das molare Verhältnis nur 1,9:1 — das entsprach ungefähr einer 13%igen Zumischung des hemmenden Dextrans ($\bar{M}_w$ = 3300; 0,13 mg/Tier) zum provozierenden Dextran ($\bar{M}_w$ = 42100; 1,0 mg/Tier) —, fand sich eine signifikante Reduktion der Mortalität um 50% [184].

Die Ergebnisse dieser Untersuchungen zeigen eindeutig, daß die zytotrope Dextrananaphylaxie sowohl bei kutaner wie systemischer Auslösung durch Hemmung mit monovalentem Haptendextran verhindert werden kann. Bei schwacher Sensibilisierung der Versuchstiere erwiesen sich bereits Dextranfragmente ab $\bar{M}_w$ = 10000 und kleiner als funktionell monovalent [184]. Bei starker Sensibilisierung konnten nur Dextranfragmente, die nicht größer als 6 Glukoseeinheiten waren, anaphylaktische Symptome verhindern. Gleichzeitig gaben diese Versuche ersten Aufschluß darüber, welche Menge des Haptendextrans im anaphylaktogenen Dextran vorhanden sein müßte, um Schutz vor Anaphylaxien zu gewähren.

4.2.1.4 Haptenhemmung der dextraninduzierten Aggregatanaphylaxie beim Hund

Die Ergebnisse der erfolgreichen Hemmung der zytotropen Dextrananaphylaxie beim Meerschweinchen durch Haptendextran konnten nicht auf die durch zirkulierende dextranreaktive Antikörper induzierte Aggregatanaphylaxie beim Menschen übertragen werden. Es mußte daher ein Tiermodell gefunden werden, das in Art und Ausmaß der Immunisierung und in der Symptomatik der Unverträglichkeitsreaktionen weitgehend die Dextranunverträglichkeit beim Menschen nachahmt. Seemann, Mendler und Meßmer [147, 156, 222] untersuchten deshalb in einem den klinischen Bedingungen vergleichbareren Tiermodell am wachen wie am narkotisierten Hund Immunisierung und hämodynamische und kardiorespiratorische Symptomatik der Dextrananaphylaxie, induziert durch zirkulierende Antikörper, und am narkotisierten Hund die Haptenhemmung dieser Anaphylaxie. Bei 90% der untersuchten Tiere waren bereits präformierte zirkulierende DRA nachweisbar, bevor mit einem Eiweiß-Dextran-Konjugat (Edestin-Dextran) eine aktive Immunisierung durchgeführt wurde [147]. Die Ursache der präformierten DRA ist, ähnlich wie beim Menschen, in einer immunologischen Antwort auf bakterielle oder Nahrungsantigene zu sehen, die mit Dextran kreuzreagieren [40, 57, 80, 83, 87, 147, 156, 166, 262]. Nach der aktiven Immunisierung fand sich bei den Tieren eine ähnliche Verteilung der DRA-Titer, wie sie von Screeninguntersuchungen bei Patienten bekannt ist [77, 147, 196, 199]. Die intravenöse Provokation mit 1 ml klinischem Dextran (Dx 60; 6%) löste bei den Hunden mit den höchsten DRA-Titern auch die schwersten DIAR aus [147]: Dominierende Befunde waren ein deutlicher Abfall des Herzzeitvolumens (HZV) und des mittleren arteriellen Blutdrucks (MAP), z. T. begleitet von unveränderter Herzfrequenz, Bradykardie oder Tachykardie, weiterhin die starke Erhöhung des Pulmonalarteriendrucks und des pulmonalen Strömungswiderstandes, die signifikante Reduktion der Anzahl sowohl der Leukozyten wie der Thrombozyten im peripheren Blut, sowie die nach den Reaktionen erniedrigten DRA-Titer. Der Grad der Titerabfälle korrelierte deutlich mit dem Schweregrad der Reaktionen. Der Druck im Atemwegssystem war — als Ausdruck einer Bronchokonstriktion — meist erhöht. Der periphere Strömungswiderstand änderte sich nur wenig.

Diese Befunde entsprechen sehr genau den Ergebnissen, die Smedegård et al. an Macaca irus-Affen bei IgG-induzierter Aggregatanaphylaxie im Gegensatz zur zytotropen Anaphylaxie erheben konnten [225–227]. Diese Autoren zogen aus ihren Untersuchungen den Schluß, daß die Aggregatanaphylaxie vorwiegend zur Aktivierung von Thrombozyten und Freisetzung vasokonstriktorischer Mediatorsubstanzen führt, während bei der IgE-vermittelten zytotropen Anaphylaxie vasodilatierende Substanzen überwiegen [225].

Bei den Versuchen an Hunden ließen sich bei einem Teil der Tiere keine DIAR auslösen, obwohl hohe DRA-Titer nachweisbar waren. Es fand sich hier also eine Übereinstimmung des Tiermodells mit der Situation bei den Patienten, bei denen Dextran auch bei Vorliegen hoher DRA-Titer nicht immer zu Unverträglichkeiten führt. Möglicherweise lagen bei diesen Tieren Antikörper mit niedriger Affinität vor, die zwar im Hämagglutinationstest leicht nachweisbar sind, im Organismus aber keine gefährlichen Folgereaktionen auszulösen vermögen.

Die DIAR-Prophylaxe wurde bei den sensibilisierten Hunden mit dem später auch beim Menschen angewendeten monovalenten Haptendextran mit $\overline{M}_w$ = 1000 (Dextran 1) in

15%iger NaCl-Lösung erprobt. Durch Vorinjektion von 5 ml dieser Haptenlösung pro Tier konnten Schweregrad und Häufigkeit der DIAR bei den in Barbituratanästhesie befindlichen Hunden signifikant gesenkt werden [147, 156]. Schwarz et al. [219, 221] konnten diese Ergebnisse an wachen Hunden, die ebenfalls mit Edestin-Dextran sensibilisiert waren, bestätigen. Wurde trotz Haptenprophylaxe eine DIAR beobachtet, verlief sie langsamer und benigner als bei den Tieren, die nicht mit Hapten vorbehandelt waren. Jeweils eines der wachen wie der narkotisierten Tiere erlitt jedoch trotz Haptenprophylaxe eine schwere DIAR [147, 219].

Die Ursache für das teilweise oder totale „Versagen" der Prophylaxe mit Haptendextran bei diesen Hunden dürfte in der Menge oder der Zusammensetzung der individuell vorhandenen DRA zu suchen sein: Das Ausmaß der Reaktion auf das Antigen Dextran wird nämlich bestimmt sowohl von der Menge der spezifischen Antikörper, ihrer Zusammensetzung aus den einzelnen Immunglobulinklassen und -subklassen und ihren unterschiedlichen Affinitäten zum spezifischen Antigen. Im Einzelfall kann daher eine Standarddosis von Haptendextran (5 ml bei den etwa 20 kg schweren Hunden) nicht ausreichend sein, um die evtl. hochaffinen oder in hoher Konzentration vorliegenden DRA ausreichend blockieren zu können. Die klinische Symptomatik der trotz Vorinjektion von Haptendextran noch beobachteten DIAR und deren langsamerer Verlauf spricht aber dafür, daß durch diese Prophylaxe potentiell schwere DIAR in leichtere DIAR abgeschwächt werden können.

Nach der erfolgreichen Prophylaxe der DIAR durch Vorgabe des monovalentem Haptendextrans konnten bei den Hunden ebenfalls wie früher auch bei den Meerschweinchen durch Zumischung des Haptens zum anaphylaktogenen Dx 60 — „built-in" oder „eingebaute" Haptenhemmung — Häufigkeit und Schweregrad der DIAR signifikant vermindert werden [147, 156, 222]. Der 6%igen Lösung von Dx 60 wurde ein 10%iger Anteil von monovalentem Haptendextran (Dx 1) zugemischt und den Hunden 7 ml/kg KG dieser Lösung innerhalb von 20 min i.v. infundiert. Das Auftreten weniger schwerer DIAR trotz „eingebauter" Haptenhemmung ist zusätzlich zu den oben diskutierten Möglichkeiten eines Versagens der Haptenhemmung durch das fixe Verhältnis von Anaphylaktogen zu Hapten in der Infusionslösung erklärbar: Selbst bei hohem prozentualem Anteil des Haptens in der Lösung des anaphylaktogenen Dextrans kann bei Beginn einer Infusion nicht sicher vermieden werden, daß einige größere Dextranmoleküle im Blut auf noch nicht durch Hapten abgebundene spezifische Antikörper treffen. Insbesondere bei sehr hohen DRA-Titern könnten sich dann trotz Prophylaxe einige vernetzte Antigen-Antikörper-Komplexe bilden und eine schwere DIAR auslösen. Da die Antikörper nicht durch Hapten abgebunden werden, bevor das anaphylaktogene Dextran den Kreislauf erreicht hat, besteht bei der „Built-in"-Haptenhemmung prinzipiell ein höheres Risiko einer DIAR als bei Vorinjektion des Haptens. Eine mögliche Verbesserung der Prophylaxe durch Erhöhung der Menge des zugemischten Haptens muß aber für die klinische Anwendung von Dextran berücksichtigen, daß dadurch Zusammensetzung und Wirkung der klinischen Dextranlösung entscheidend verändert würden. Ausmaß und Dauer der Volumenwirksamkeit von Macrodex würden z. B. ebenso vermindert wie die rheologische Wirksamkeit von Rheomacrodex.

4.2.1.5 Haptenhemmung der DIAR beim Menschen

Dosis von monovalentem Haptendextran. Zur Berechnung der für eine sichere Prophylaxe notwendigen Dosis von monovalentem Haptendextran muß die ungefähre Menge der Antikörper, die blockiert werden sollen, bekannt sein. Zu Beginn der Haptendextranstudien galten mittels der Hämagglutinationsmethode bestimmte DRA-Titer von 1:512 als sehr hoch; der höchste bis dahin beim Menschen bestimmte Titer betrug 1:4096 [74]. Geht man davon aus, daß ein DRA-Titer von 1:512 eine hohe Sensibilisierung des Organismus gegen Dextran bedeutet, dann könnte ein Mensch von 70 kg Körpergewicht nach den Berechnungen von Richter und Mendler [147, 192] maximal 3 g dieser spezifischen Dextranantikörper in Zirkulation besitzen. Da 70–90% aller Antikörper des Menschen der Immunglobulinklasse G angehören und andererseits DRA der Klasse IgG wesentliche Auslöser der schweren DIAR sind, soll weiterhin angenommen werden, daß die gesamten 3 g Dextranantikörper γ-Globuline der Klasse G sind. Das würde bedeuten, daß bei diesen Individuen knapp 10% aller Antikörper der Klasse G, und dies wäre ein extrem hoher Anteil, spezifisch gegen Dextran gerichtet sind.

Das Molekulargewicht von Dx 1 beträgt 1000, das Molekulargewicht eines IgG-Moleküls 150000. Da jedes IgG-Molekül 2 Bindungsstellen besitzt, verhalten sich die Äquivalenzgewichte von Dx 1 und IgG zueinander wie 1:75. Würde man also 3 g IgG-DRA durch 10 ml monovalentes Haptendextran 15% (= 1,5 g Dx 1) blockieren wollen, so würde dies einen fast 40fachen effektiven Überschuß des Haptens gegenüber der Menge zu hemmender Antikörper bedeuten. Auch unter der Annahme, daß zur Verhinderung schwerer DIAR ein hoher molarer Überschuß des Haptendextrans gegenüber der Menge der vorhandenen spezifischen Antikörper erforderlich ist, sollte unter den angegebenen Voraussetzungen eine sichere Prophylaxe garantiert sein.

Schwarz et al. berechneten für 20 ml der 15%igen Haptendextranlösung sogar einen 40000fachen molaren Überschuß des Haptens über die bei einem normalen Erwachsenen vermutete maximale Menge aller DRA [220]; aus den Berechnungen läßt sich aber entnehmen, daß der Annahme einer hohen Sensibilisierung nicht ausreichend Rechnung getragen und daher wohl eine zu niedrige Menge spezifischer Antikörper angesetzt wurde.

Aufgrund der im Jahre 1978 bekannten DRA-Titer beim Menschen und der positiven Ergebnisse der Versuche am Hund [147, 156] wurde die vorliegende Studie mit 10 ml Haptendextran (15%) begonnen. Diese Dosis schien eine ausreichende Sicherheit vor dem Risiko schwerer DIAR zu gewährleisten.

Aus *zwei* Gründen wurde nach gut einem Jahr der laufenden Studie am 1. 6. 1979 die Dosis von Haptendextran dann auf 20 ml der 15%igen Lösung verdoppelt:

1. wurden während dieses Zeitraumes bei 6113 erfaßten Patienten noch 2 DIAR vom Schweregrad III beobachtet. Bei Planung der Studie war man jedoch davon ausgegangen, diese Zwischenfälle vermeiden zu können.
2. waren bei einigen der Patienten weit höhere Titer von DRA – bis zu 1:524288 – und von IgG-DRA nachgewiesen worden, als bis zu Beginn der Studie bekannt gewesen waren.

Da sich die Voraussetzungen, unter denen die Studie begonnen worden war, geändert hatten, mußte die Prophylaxe mit einer höheren Haptendosis auf Patienten mit wesentlich höheren Titern von Dextranantikörpern abgestimmt werden, als den Berechnungen zu Studienbeginn zugrunde gelegen hatten. Vergleichbare Ergebnisse wurden in den gleichzeitig durchgeführten Studien mit Haptendextran in Skandinavien und in der Schweiz erzielt [69, 136]; daher wurde auch in diesen Studien die Dosis von Haptendextran verdoppelt [71, 177, 178]. Die Richtigkeit dieser Entscheidung und damit die klinische Wirksamkeit des Prinzips der

Haptenhemmung wurde durch die Ergebnisse der Studien mit 20 ml Haptendextran nachgewiesen.

Intravasale Wirkdauer von monovalentem Haptendextran. Monovalentes Haptendextran verteilt sich wegen seines niedrigen Molekulargewichtes ($\bar{M}_w$ = 1000) nach intravenöser Zufuhr rasch zwischen Intra- und Extravasalraum. Bei gesunden Freiwilligen bestimmten Schwarz et al. [220] die Plasmakonzentrationen nach i.v.-Injektion von 20 ml Haptendextran (15%): 3 min nach Injektionsende — Dauer der Injektion 0,5 min — fanden sich noch 50% der injizierten Gesamtdosis von 3 g Dx 1 im Plasma; 12 min nach Injektionsende waren noch ca. 25% und 1 h nach Ende ungefähr 10—15% der ursprünglich injizierten Menge von Dx 1 im Plasma nachweisbar. Ryde (persönliche Mitteilung) gibt an, daß bei Freiwilligen 30 min nach Injektion von Dx 1 nur noch die Hälfte der initialen Serumkonzentration von Dx 1 gemessen werden konnte. Schwarz et al. fanden die mittlere Clearance von Dx 1 mit 137 ml/ min weitgehend in Übereinstimmung mit der glomerulären Filtrationsrate der untersuchten Personen; nach 1,9 h war die Hälfte der ursprünglich injizierten Menge von 3 g Dx 1 über die Nieren ausgeschieden (Halbwertszeit der Eliminationsphase) [220].

Aus diesen Zahlen wird deutlich, daß Dx 1 nach i.v.-Applikation bereits während der ersten Kreislaufpassagen in wesentlichen Mengen den Intravasalraum wieder verläßt. Zudem besteht die Möglichkeit, daß Dx 1 während der ersten Minuten nach Injektion noch nicht gleichmäßig im Blut aller Organe verteilt ist; so könnte zum Zeitpunkt der Hapteninjektion Blut in der Milz, der Haut, im Splanchnikusgebiet oder in anderen Organen sequestriert sein; dieses Blut wird dann evtl. erst einige Zeit später mit dem Haptendextran durchmischt. Aus diesen Gründen kann sich bei einer bestimmten Konzentration der Dextranantikörper im Blut der theoretisch berechnete molare Überschuß des Haptens gegenüber den Antikörpern nur in einem Teil des Blutkreislaufs finden, während in anderen Segmenten des Kreislaufs das Hapten möglicherweise in niedrigerer Konzentration als die DRA vorliegt. Aufgrund dieser schnellen Verteilungs- und Eliminationskinetik haben Richter und Hedin (persönliche Mitteilung) empfohlen, zwischen Injektion des Haptens und Beginn der Dextraninfusion höchstens 5 min vergehen zu lassen, um den erwünschten Haptenüberschuß und die Sicherheit der Prophylaxe zu gewährleisten. Beträgt der Zeitraum zwischen Injektion und Infusion also mehr als 15—20 min, muß die volle Dosis von 20 ml Hapten erneut vorgegeben werden; anderenfalls kann die volle Wirksamkeit des Haptens nicht erwartet werden.

Eine hohe molare Konzentration von monovalentem Haptendextran im Blut ist zum einen erforderlich, damit innerhalb kurzer Zeit möglichst alle spezifischen Antikörper abgebunden werden können. Zum anderen sollte aber auch im Hinblick auf die nachfolgend infundierten Moleküle des klinischen Dextrans (Dx 40, Dx 60/70) ein molarer Überschuß von Hapten vorliegen: Selbst wenn die Affinität aller Bindungsstellen spezifischer Antikörper eines Individuums zu den komplementären antigenen Determinanten gleich stark ist, werden nämlich monovalente Haptene mit *einer* antigenen Determinanten weit weniger stark an die Antikörper gebunden als polyvalente Antigene [235]. Diese nur durch die Polyvalenz der Antigene modofizierte Affinität der Antigen-Antikörper-Bindung wird als *Avidität* bezeichnet; sie wird dadurch erklärt, daß fest verbundene antigene Determinanten sich leichter und fester an benachbarte Antikörperbindungsstellen koppeln und v. a. nicht so leicht von diesen abdissoziieren wie mono- oder bivalente Antigene [235]. Die Antigen-Antikörper-Reaktionen mit ihren nichtkovalenten sondern auf Wasserstoffbrücken und Van-der-Waals-Kräften beruhenden Bindungen folgen dem Massenwirkungsgesetz:

Antigen + Antikörper $\rightleftharpoons$ Antigen-Antikörper-Komplex.

Bei Vorliegen monovalenter Antigene wird die Reaktion aufgrund der relativ schwachen Bindungen mehr auf der Seite der freien Reaktionspartner liegen als bei Präsenz polyvalenter Antigene.

Bezogen auf die Haptenhemmung bedeutet dies, daß Dx 1 bei Beginn der Dextraninfusion in höheren molaren Konzentrationen vorliegen muß als die größeren Dextranmoleküle, soll es nicht durch diese allzuleicht aus den Antikörperbindungen herausgedrängt werden und dadurch möglicherweise anaphylaktische Reaktion zulassen.

In einer späteren Phase der Infusion und nach Beendigung der Infusion, wenn die nicht abgebundenen Haptenmoleküle überwiegend den Intravasalraum verlassen haben und ausgeschieden sind, werden dem Massenwirkungsgesetz folgend mehr monovalente Haptene von den Antikörpern abdissoziieren und die nun im Überschuß vorhandenen avideren, polyvalenten Dextranmoleküle in zunehmendem Maße an die spezifischen Antikörper gebunden. Wegen des dann vorliegenden großen Antigenüberschusses der polyvalenten Dextranmoleküle können aber nun nur kleine, nichtanaphylaktogene Immunkomplexe entstehen [197, 198]. Außerdem erfolgen diese Reaktionen langsam in Abhängigkeit von Verteilung und Elimination der Haptenmoleküle, die nacheinander und nicht schlagartig aus der Antikörperbindung freigegeben werden. Die schnelle Bildung großer, schädlicher, anaphylaktogener Immunkompelxe ist daher nicht zu befürchten.

Die polyvalenten Dextranmoleküle übernehmen nun während der ersten Stunden nach Beginn der Infusion zunehmend die Schutzfunktion, die zunächst die Haptenmoleküle wahrgenommen haben. Diese Schutzwirkung hält länger an als die der monovalenten Haptenmoleküle, nimmt jedoch mit Verteilung und Ausscheidung auch der großen Dextranmoleküle ebenfalls ab. Hat ein Patient nur eine Infusionseinheit (500 ml) von Dx 40, Dx 60 oder Dx 70 erhalten, so muß bei Vorliegen hoher Titer von DRA nach ungefähr 48 h wieder mit einer kritischen Zunahme freier DRA gerechnet werden; die erneute Infusion einer klinischen Dextranlösung nach diesem Zeitpunkt könnte dann wieder eine Anaphylaxie auslösen [174a]. Aus diesem Grunde muß die erneute Vorinjektion von 20 ml Haptendextran empfohlen werden, wenn zwischen 2 Dextraninfusionen 48 h oder mehr vergangen sind. Sind zwischen 2 aufeinanderfolgenden Dextraninfusionen weniger als 48 h vergangen, so ist nach den bisherigen Erfahrungen mit der Haptenprophylaxe vor der 2. Dextraninfusion keine erneute Vorinjektion von Hapten erforderlich.

4.2.2 Klinische Studie zur Haptenhemmung der DIAR

4.2.2.1 Kritik der Studie

Keine Prüfung einer Kontrollgruppe. Zur Überprüfung verbesserter Behandlungserfolge durch neue Medikamente, neue Therapieschemata oder neue chirurgische Verfahren wird heute die Durchführung kontrollierter, randomisierter, klinischer Studien gefordert [6, 25, 38, 138, 203, 210, 215] und von manchen Autoren als die verläßlichste und objektivste Methode zum Nachweis der Wirksamkeit klinischer Behandlungen angesehen [25, 38, 138, 215]. In der Diskussion um Wert und Möglichkeiten dieser auch als „Königin der Therapieforschung" apostrophierten Studienform [223] sind jedoch auch die ethischen, methodischen, organisatorischen und finanziellen Grenzen deutlich geworden, die diesen Studienansatz unmöglich machen können [19, 33, 223, 252].

In der vorliegenden Studie wurden placebobehandelte oder nicht mit Haptendextran vorbehandelte Kontrollpatienten aus ethischen Gründen, die im folgenden erläutert werden, nicht gleichzeitig mitgeprüft.

Aufgrund der labor- und tierexperimentellen Vorergebnisse und der bis dahin bekannten Befunde über die Dextrananaphylaxie beim Menschen war bereits zu Studienbeginn die Wirksamkeit der Haptenprophylaxe auch beim Patienten wahrscheinlich. Unklarheit bestand nur über den Grad der Wirksamkeit. Wesentliche bislang nicht bekannte Nebenwirkungen des Haptendextrans waren nicht zu erwarten, da in der Lösung keine neuen, in der Medizin nicht seit langem im Gebrauch befindliche Substanzen zur Anwendung kamen.

Voraussetzung für die Durchführung einer kontrollierten Studie ist die Nullhypothese, d. h. zu Beginn der Studie müssen für beide zu prüfenden Verfahren nach dem aktuellen Wissensstand gleiche Ergebnisse erwartet werden können; die Studie soll klären, ob sich die Ergebnisse beider Verfahren — hier Anwendung und Nichtanwendung von Haptendextran — unterscheiden.

Wird vor Studienbeginn ein Verfahren bereits als wirksamer erkannt, ist die Durchführung einer kontrollierten Studie ethisch nicht mehr gerechtfertigt. Zu Studienbeginn konnte kein Prüfer der Meinung sein, daß Anwendung wie Nichtanwendung der Haptenprophylaxe gleich wirksame Verfahren zur Verhinderung der DIAR darstellen. Eine Verhinderung der DIAR konnte nur bei Anwendung von Haptendextran erwartet werden. Damit entfiel eine wesentliche Voraussetzung — nämlich die Nullhypothese — zur Durchführung einer kontrollierten Studie mit Prüfung von Kontrollpatienten ohne Haptenanwendung.

Aus dem gleichen Grunde konnten von Studienbeginn an nicht 2 verschiedene Haptendosierungen gleichzeitig in einer kontrollierten Studie geprüft werden; da nämlich die Haptenwirkung ein kompetitiver Hemmvorgang ist, muß immer für die höhere von 2 Haptendosierungen beim Patienten mit kritisch hohen Antikörperkonzentrationen auch die bessere Wirkung erwartet werden:

- Werden nach i.v.-Injektion einer Standarddosis von monovalentem Hapten wegen eines hohen Antikörpertiters nicht alle Antikörperbindungsstellen blockiert, dann wird durch eine höhere Dosierung des Haptens eine bessere Hemmwirkung erzielt werden können. Selbst wenn aber alle Antikörperbindungsstellen von monovalenten Haptenen besetzt sind, kann die Hemmwirkung unzureichend sein, wenn die nachfolgend infundierten polyvalenten Antigene aufgrund höherer Avidität und evtl. höheren molaren Überschusses die Haptene wieder aus ihren Bindungen verdrängen und dann größere Immunkomplexe bilden. Nach dem Massenwirkungsgesetz würde auch in diesem Fall die Erhöhung der Haptendosis die Hemmwirkung verbessern. Der Risikopatient mit extrem hohen IgG-DRA-Titern, der ja nicht bekannt ist, müßte daher immer die höhere Dosierung erhalten. In einer Studie mit 2 unterschiedlichen Dosierungen von Hapten würde also Risikopatienten der bessere Schutz — höhere Dosierung — vorenthalten trotz der Gefahr einer evtl. tödlich verlaufenden DIAR. Dies wäre ethisch nicht vertretbar.

Ein weiteres Argument gegen die gleichzeitige Prüfung von Kontrollpatienten ergibt sich aus der besonderen Situation des Patienten, dessen Erfassung das Hauptziel in der vorliegenden Studie war. Im Gegensatz zu vielen anderen Studien nämlich, in denen geringgradige Verbesserungen der Behandlung oder Heilung geprüft werden, wurde in dieser Studie untersucht, ob und wie effektiv ein Medikament akute, lebensbedrohliche Medikamentennebenwirkungen bei Patienten evtl. völlig verhindern kann. Da nur ein Medikament — nämlich monovalentes Haptendextran — mit Aussicht auf Erfolg geprüft werden konnte, mußte es aus ethischen Gründen bei allen dafür in Frage kommenden Patienten angewendet werden, und zwar in der dem aktuellen Wissensstand entsprechenden wirksamen Dosierung.

Die Richtigkeit unseres theoretischen Ansatzes — Durchführung einer prospektiven Studie mit wirksamer Dosis — ist durch 2 tödlich verlaufene DIAR bestätigt worden, die im Rahmen einer unabhängigen Studie mit monovalentem Haptendextran in Skandinavien und einer multizentrischen Studie zur Lungenembolieprophylaxe mit Dextran in der Schweiz beobachtet wurden:

1. In der skandinavischen Studie wurde die Wirksamkeit einer Vorinjektion von 20 ml monovalentem Haptendextran (15%) mit einer Zumischung dieser Haptendosis zu 500 ml der 6%igen Lösung von Dextran 70 — „built-in" — verglichen [178]. Aus den unter 4.2.1.4 ausführlich dargelegten Gründen war trotz ausreichender Gesamtmenge von zugemischtem Hapten in der Dextranlösung infolge des zeitlichen molaren Ungleichgewichts von Antikörpern, Hapten und polyvalentem Dextran in der Blutbahn mit einer geringeren Hemmwirkung des Haptens zu rechnen. Diese geringere Wirksamkeit schien aber vertretbar und aus Gründen der Praktikabilität gerechtfertigt. Die Studie wurde abgebrochen, nachdem ein Patient in der Gruppe, die zugemischtes Hapten erhalten hatte, an einer DIAR verstorben war. Bei diesem Patienten wurden später in dem Serum, das vor der Reaktion entnommen worden war, Titer von DRA von 1:16384 und von IgG-DRA von 1:2048 festgestellt; beide Titer waren nach der Reaktion stark erniedrigt. Diese Antikörperkonstellation wies den Patienten retrospektiv als Patienten mit hohem DIAR-Risiko aus; aufgrund des Studiendesigns hatte er die weniger effektive Prophylaxe erhalten.
2. In einer multizentrischen Studie in der Schweiz wurde die Wirksamkeit von Dextran 70 und Heparindihydroergotamin zur Prophylaxe von Lungenembolien überprüft [67, 71]. An 2 der 14 beteiligten Kliniken wurde gleichzeitig die Studie mit Haptendextran durchgeführt; aus diesem Grunde erhielten dort — im Gegensatz zu den anderen Kliniken — alle Patienten vor der Erstinfusion von Dextran eine Vorinjektion von Haptendextran. Bei den Patienten mit Haptenvorinjektionen (n = 701) wurden keine, bei den Patienten mit Dextraninfusion ohne Haptenprophylaxe (n = 3186) dagegen 32 DIAR beobachtet. Ein junger Patient mit Fraktur des Unterschenkels, der kein Hapten erhalten hatte, verstarb kurz nach Beginn der Infusion an einer schweren Dextranunverträglichkeit [69, 71].

Im Gegensatz dazu ist nach Vorinjektion von Haptendextran innerhalb der Haptenstudien bei insgesamt 118661 Patienten bislang kein Patient im Zusammenhang mit einer Dextranunverträglichkeit verstorben.

Durchführung der klinischen Prüfung. Entscheidende Kriterien für die Qualität klinischer Studien sind [25, 38, 138, 210, 215, 223]:

1. Erfassung einer ausreichend hohen Anzahl von Patienten,
2. Sicherung repräsentativer Stichproben,
3. Ausschaltung von Störgrößen bei der Randomisierung der Vergleichsgruppen,
4. Vollständigkeit und Standardisierung von Beobachtung und Dokumentation.

Zu 1.: Die Erfassung einer großen Anzahl von Patienten war wegen der geringen Inzidenz des zu prüfenden Ereignisses — schwere DIAR — eine der Hauptforderungen, die an die vorliegende Studie gestellt werden mußten. Die tatsächliche Häufigkeit der Gesamt- und der schweren DIAR pro Anzahl behandelter Patienten konnte aus den bei Studienbeginn vorliegenden Daten anderer Untersuchungen [10, 202, 216] nur geschätzt werden. Aufgrund dieser Schätzungen ergab sich, daß mindestens 100000 Patienten mit Haptenprophylaxe geprüft werden müßten, um die Wirksamkeit der Haptenhemmung beurteilen zu können. Aus diesem Grunde wurde die Studie multizentrisch, international geplant und gleichzeitig und mit gleichem Versuchsprotokoll in Skandinavien, in der Schweiz und in der Bundesrepublik Deutschland durchgeführt.

Erst im Verlauf unserer Studie mit Haptendextran wurde die Studie von Gruber et al. [68] abgeschlossen, der die Häufigkeit der DIAR ohne Haptenvorbehandlung zu entnehmen war, die aufgrund der Studienkonzeption und -durchführung erstmals mit den Ergebnissen der Haptenstudie verglichen werden konnte. Dadurch wurde eine eindeutige Aussage über die Wirksamkeit von Haptendextran schon bei einer kleineren Zahl mit Hapten vorbehandelter Patienten möglich.

Die Ergebnisse der vorliegenden Haptenstudie – 2 schwere DIAR nach 10 ml Hapten bei 6113 Patienten und 3 schwere DIAR nach 20 ml Hapten bei 30903 Patienten – zeigen ebenso wie die Ergebnisse der schweizer und der skandinavischen Parallelstudien [69, 71, 136, 155, 177], daß zumindest die in den Einzelstudien erfaßten hohen Patientenzahlen tatsächlich erforderlich waren. Die Richtigkeit unserer Ausgangshypothese – Erfassung einer hohen Anzahl von Patienten – war damit bestätigt. Nach Vorliegen der Ergebnisse der Studie von Gruber et al. [68] hätte zwar auch eine kleinere als die international insgesamt erfaßte Anzahl von 87156 Patienten, die mit 20 ml Hapten vorbehandelt wurden, ausgereicht, um den Wirksamkeitsnachweis von Haptendextran grundsätzlich zu erbringen. Die Ergebnisse der Parallelstudien belegen jedoch die Wirksamkeit dieser Prophylaxe bei Patienten verschiedener Länder nachdrücklich.

Zu 2.: Wegen der erwünschten hohen Patientenzahlen wurde eine Abgrenzung bestimmter repräsentativer Stichproben nicht vorgenommen; es ergab sich im Verlauf der Studie kein Anhalt dafür, daß dies erforderlich gewesen wäre. In den teilnehmenden Kliniken unterschiedlichster Spezifizierung und mit den verschiedensten Versorgungsaufgaben sollten alle Patienten, die Erstinfusionen der zur Studie zugelassenen Dextranpräparate erhalten sollten, durch eine i.v.-Injektion von Haptendextran vorbehandelt werden. Die Indikationsstellung zur Dextraninfusion sollte in den einzelnen Kliniken durch die Studie bewußt keine Änderung erfahren; es gibt keinen Anhalt dafür, daß durch die Teilnahme der verschiedenen Kliniken an der Studie eine Änderung der Indikationsstellung erfolgt wäre. Aus Abb. 1 und 2 (S. 35, 37) und aus den Tabellen 16a, b (S. 43) ist ersichtlich, daß Patienten jeden Alters und mit den unterschiedlichsten Erkrankungen erfaßt wurden. Da die meisten Anwendungen von Haptendextran durch Anästhesisten erfolgten, die Patienten aller operativen Fachrichtungen betreuten, ergab sich keine merkbare Patientenselektion.

Zu 3.: Da innerhalb der Studie keine Vergleichsgruppe mitgeprüft wurde, erfolgte auch keine Randomisierung (s. oben S. 66).

Eine Randomisierung der Patienten nach Risikogruppen war nicht möglich, da die Titer der IgG-DRA vor Behandlungsbeginn nicht bekannt waren.

Zu 4.: Die weitgehende Einheitlichkeit und Vollständigkeit der Beobachtungen und der Dokumentation von DIAR wurden durch folgende im Studienprotokoll festgelegten Maßnahmen erreicht:

— Jede Applikation von Haptendextran mußte vom behandelnden Arzt auf einem gesonderten Fragebogen per Unterschrift dokumentiert werden; gleichzeitig war die Frage nach einer beobachteten Unverträglichkeit auf Haptendextran wie auf Dextran jeweils mit „ja" oder „nein" zu beantworten. Die Tatsache, daß die Patienten überwiegend von Anästhesisten betreut wurden, ist als Vorteil für die Studie zu werten: Im Gegensatz zu den Ärzten anderer Fachrichtungen sind Anästhesisten eher gehalten, bei der Injektion von Hapten und Infusion von Dextran beim Patienten anwesend zu sein, da diese Maßnahme Bestandteil ihrer anästhesiologischen Behandlung ist; da andererseits Anästhesisten die Patienten nach Operation oder Diagnostik nicht zwangsläufig wiedersehen, müssen alle Fragen in den Fragebogen zum Zeitpunkt der Behandlung beantwortet werden. Dadurch war sichergestellt, daß Unverträglichkeitsreaktionen praktisch nicht übersehen werden konnten.

— Die behandelnden Ärzte waren gehalten, jede UVR, die im Zusammenhang mit der Applikation von Hapten oder einer Dextraninfusion bemerkt wurde, unverzüglich entweder dem für die Studie Verantwortlichen der jeweiligen Klinik oder direkt den Organisatoren der Studie mitzuteilen. Die weitaus meisten UVR wurden dem Autor bereits während der ersten Stunden nach dem Ereignis bekannt, er konnte daher den Patienten und den behandelnden Arzt bereits während der ersten Stunden nach der Reaktion aufsuchen. Durch eingehende sofortige Rückfragen konnten Mißverständnisse behoben und fehlende Befunde nachgetragen werden. Vor allem die Asservierung von Blut oder Serum, welches vor der Reaktion gewonnen worden war und welches erst in einem der Labors ausfindig gemacht werden mußte, wurde durch den schnellen Kontakt zu den Organisatoren gesichert.

Durch die vorgenannten Maßnahmen wurden Vollständigkeit und Einheitlichkeit der Befunderhebung bei Verdacht auf UVR in hohem Maße gewährleistet.

4.2.2.2 Wirksamkeit der Haptenhemmung der DIAR

Validität der historischen Kontrollstudien. Da in der vorliegenden Studie eine unbehandelte Kontrollgruppe nicht mitgeprüft wurde, müssen die ermittelten Inzidenzen der DIAR bei Haptenprophylaxe mit Angaben aus der Literatur — Inzidenzen der DIAR ohne Haptenprophylaxe — verglichen werden. Die Tabellen 22a, b geben eine Übersicht über die Studien zur Inzidenz der DIAR, denen eine größere Anzahl von Einzelbeobachtungen zugrunde liegen (Kurzcharakteristika dieser Studien im Anschluß an Tabelle 22b).

Die Studie Ring/Meßmer von 1977 [202] mit einer Gesamtinzidenz der DIAR von 0,03% kann zum Vergleich nicht herangezogen werden, da diese Inzidenz pro Anzahl der von den Apotheken abgegebenen Infusionseinheiten und nicht pro Patient berechnet wurde.

Die Studie Bauer/Östling von 1970 [10] erfaßte nur Reaktionen mit Hypotension, möglicherweise also die Schweregrade III und IV nach der Skala von Ring u. Meßmer [201, 202]. Außerdem ist nicht ersichtlich, wie die Daten ermittelt wurden.

Die Studie Gruber et al. von 1980 [68] ist dagegen für einen Vergleich geeignet, da sie in 4 wesentlichen Merkmalen der vorliegenden Studie mit Haptendextran entspricht; sie war

— ebenfalls prospektiv und multizentrisch angelegt;
— es wurde jede Erstinfusion von Dextran pro Patient protokolliert;

Tabelle 22a. Übersicht von Studien zur Inzidenz der DIAR

Studie[a]	Art	Laufzeit (Studienjahre)	Registrierung	Standardisierung	Patienten aus Fachgebieten
1. Ring/Meßmer [202]	Multizentrisch, 31 Krankenhäuser	1 Jahr (1975)	Inst. Chir. Forsch. Univ. München	Prospektiv DIAR erfaßt; retrospektiv Gesamtzahl verbrauchter Dx-Einheiten ermittelt[a]	Anästhesie, Allgemeinchirurgie, Neurochirurgie, Herzchirurgie, Gynäkologie, Urologie, Orthopädie, Neurologie, Dermatologie, Innere Medizin, HNO, Ophthalmologie
2. Bauer/Östling [10]	1 Krankenhaus	13 Jahre (1955–68)	Borås, Schweden	Erstinfusion, Patient erfaßt bei elektiven Operationen[a]	Nur operative! (Anästhesie)
3. Gruber et al. [68]	Multizentrisch, 8 Krankenhäuser	2 Jahre (1976–78)	Inst. Gerichtsmed., Uppsala, Schweden	Prospektiv randomisiert. Erstinfusion pro Patient und DIAR erfaßt; Ausschlußkriterien von der Studie: Alter, Not-Op, Operationsdauer, Anästhesieart[a]	Allgemeinchirurgie, Gynäkologie, Urologie, Orthopädie
4. Laubenthal/Meßmer 10 ml Hapten 20 ml Hapten	Multizentrisch, 15 Krankenhäuser	4 Jahre (1978–82)	Inst. Chir. Forsch. Univ. München	Prospektiv Erstinfusion, Patient und DIAR erfaßt; keine Ausschlußkriterien[a]	Allgemeinchirurgie, Urologie, Gynäkologie, Innere Medizin, Neurologie, HNO, Dermatologie, ZMK, Neurochirurgie, Herzchirurgie, Orthopädie, Ophthalmologie

[a] Siehe Erläuterungen im Anschluß an Tabelle 22b.

Tabelle 22b. Übersicht von Studien zur Inzidenz der DIAR

Studie	Patienten		Fragebogen, nicht in Auswertung berücksichtigt	Patienten (P) oder Infusions- einheiten (E)	DIAR, gesamt n [%]	DIAR, Grad III und IV n [%]
	Alter	Geschlecht				
Ring/Meßmer [202]	?	?	Ø	85 882 (E)	28 (0,033)	7 (0,008)
Bauer/Östling [10]	?	?	Ø	13 434 (P)	10 (0,074)	10 (?) (0,074) (?)
Gruber et al. [68]	Mittel 59 Jahre	m. und w. gleichhäufig	166	1993 (P)	22 (1,104)	5 (0,251)
Laubenthal/Meßmer 10 ml Hapten	Mittel 49 Jahre	47% m. 53% w.	1	6113 (P)	13 (0,213)	2 (0,033)
20 ml Hapten Fragebogen	Mittel 50 Jahre	49,2% m. 50,8% w.	83	24 513 (P)	24 (0,098)	1 (0,008)
20 ml Hapten Postkarten	?	?	179	6390 (P)	4 (0,063)	1 (0,016)

Kurzcharakteristika der Studien zur Inzidenz der DIAR (Erläuterungen zu Tabelle 22a und 22b)

1. *Ring/Meßmer* [202]. Prospektive Erfassung der DIAR bei Dextraninfusionen und retrospektive Ermittlung der Anzahl der von den Klinikapotheken abgegebenen Infusionseinheiten (keine Kontrolle der Dextraninfusionen!). Klassifikation der DIAR in Schweregrade I–IV nach der Skala von Ring u. Meßmer [201, 202]. Keine Unterscheidung, wie häufig Anästhesie bei Infusionen, jedoch wahrscheinlich viele wache Patienten (Neurologie, Innere Medizin, Dermatologie, HNO). Infusionen von Dx 40 im Gegensatz zu anderen Studien überrepräsentiert [Dx 40 → 51 261 Einh., dabei DIAR Grad III und IV: 1 (0,002%); Dx 60/75 → 34 621 Einh., dabei DIAR Grad III und IV: 6 (0,017%)]; das bedeutet, daß viele Mehrfachinfusionen eingeschlossen wurden, woraus eine geringere DIAR-Inzidenz resultieren muß (s. 4.2.2.3). Keine Angaben zu Geschlecht und Alter.

2. *Bauer/Östling* [10]. Reaktionen bei Erstanwendung von Dx vor, während und nach Anästhesie zu elektiven Operationen erfaßt (keine Patienten mit Schock und/oder Trauma!) Keine Klassifikation der DIAR nach Schweregraden, lediglich Erfassung der DIAR mit Hypotension (könnte Schweregraden III und IV der Skala von Ring u. Meßmer [201, 202] entsprechen). Neun Reaktionen vor Anästhesie, eine Reaktion während Anästhesie (Epiduralanästhesie), keine Reaktion nach Anästhesie. Keine Angaben zu Geschlecht und Alter. Keine Angabe, ob Studie prospektiv durchgeführt wurde (retrospektive Erfassung der Daten wahrscheinlich).

3. *Gruber et al.* [68]. Prospektiv randomisierte Erfassung der Erstanwendungen von Dx pro Patient und der Reaktionen auf diese Anwendungen bei elektiven Operationen.
Ausschlußkriterien von der Studie: – Alter unter 40 Jahren, – Notfalloperationen, – Operationsdauer unter 30 min, – keine Vollnarkose. Klassifikation der DIAR in Schweregrade der Skala von Ring u. Meßmer [201, 202], jedoch ohne Berücksichtigung von DRA-Titern. 4 Fachgebiete: Allgemeinchirurgie (66%), Gynäkologie (19%), Urologie (10%), Orthopädie (5%). Diagnose einer Unverträglichkeitsreaktion auf Dx führte in allen Fällen zum Ausschluß aus der Embolieprophylaxestudie!

4. *Laubenthal/Meßmer (vorliegende Haptenstudie)*. Prospektiv alle Erstanwendungen von Dx pro Patient und die Reaktionen auf diese Anwendungen erfaßt. Keine Ausschlußkriterien! Klassifikation der DIAR in Schweregrade I–IV der Skala von Ring u. Meßmer [201, 202] unter Berücksichtigung der DRA-Titer. Neben Alter und Geschlecht zusätzlich erfaßt: Wohnort, Behandlungsort, Diagnose, Behandlungszeit, Behandlungsart, Infusion während Anästhesie oder im Wachzustand des Patienten, Indikation zur Infusion.

— im Fragebogen wurden Nebenwirkungen erfragt und mit Symptomen und therapeutischen Maßnahmen dokumentiert;
— die Auswertung des Fragebogens erfolgte zentral. Die Einstufung der Reaktionen nach DIAR wurde nach der Klassifikation von Ring u. Meßmer [201, 202] in die Schweregrade I–IV vorgenommen. Diese Klassifikation wurde von den Organisatoren der Haptenstudie anhand der von Gruber überlassenen Originalunterlagen überprüft und bestätigt.

Aus 2 Gründen könnte die bei Gruber et al. ermittelte Inzidenz der Gesamt-DIAR von 1,1% pro Erstinfusion und Patient dennoch von der tatsächlichen Inzidenz der DIAR abweichen:

1. Die Anzahl geprüfter Patienten war mit n = 1993 relativ klein.
2. Da die Titer dextranreaktiver Antikörper vor und nach Dextraninfusion nicht erfaßt wurden, stand für die Einstufung der kausalen Rolle von Dextran an den Nebenwirkungen ein wichtiges Entscheidungskriterium nicht zur Verfügung.

Zu 1.: Bei der Seltenheit des Ereignisses — der schweren DIAR — und der relativ kleinen Zahl untersuchter Patienten ist mit einem großen Konfidenzbereich zu rechnen. Aus diesem Grunde wurde die Studie mit Haptendextran an einer wesentlich größeren Anzahl Patienten durchgeführt.

Zu 2.: Aufgrund der in der vorliegenden Studie gesammelten Erfahrung ist davon auszugehen, daß einige UVR bei Kenntnis der DRA-Titer vor und nach der Reaktion (Abfall der Antikörper-Titer während der Reaktion) mit größerer Sicherheit in die Kausalitäten „dextranbedingt", „möglicherweise dextranbedingt" oder „mit Sicherheit nicht dextranbedingt" hätten eingestuft werden können.

Diese Annahme wird gestützt durch die Tatsache, daß in der vorliegenden Haptenstudie bei 2 von insgesamt 37016 Patienten aufgrund der Ergebnisse der Antikörperbestimmung die allein aufgrund der klinischen Befunde erfolgte ursprüngliche Einstufung geändert werden mußte:
Im Studienabschnitt mit 10 ml Haptendextran wurde eine UVR des Schweregrades II von „möglicherweise durch Dextran bedingt" in „nicht dextranbedingt" geändert (Pat.-Nr. 3179, Tabellen 1 a, b im Anhang B); im Studienabschnitt mit 20 ml Haptendextran dagegen wurde bei einer UVR des Schweregrades I nach Kenntnis der Titerergebnisse von IgG-DRA die Kausalität 3 in Kausalität 1 (dextranbedingt) korrigiert (Pat.-Nr. 3257, Tabellen 5a, b im Anhang B).

In diesem Zusammenhang muß nochmals betont werden, daß in der vorliegenden Studie mit Haptendextran die DIAR der Kausalitäten 1 und 2 insgesamt als DIAR zu den Vergleichen herangezogen wurden. Die dadurch möglicherweise zu hohe Anzahl der DIAR hat den Wirksamkeitsnachweis von Haptendextran eher erschwert.

Ob bei den Patienten beider Vergleichsstudien – Studie Gruber et al. [68] und vorliegende Haptenstudie – eine unterschiedliche Verteilung der Titer von DRA vorgelegen hat, muß auf Grund der fehlenden Werte der DRA-Titer bei Gruber et al. offen bleiben.

Außer in den obengenannten beiden Punkten – Patientenzahl (1.) und Kenntnis der DRA-Titer (2.) – unterscheiden sich die Patientenkollektive der hier zu vergleichenden Studien noch durch eine Differenz des Durchschnittsalters von 9–10 Jahren, die Art der operativen Eingriffe und die geographische Region. Alle 3 Unterschiede haben jedoch nach dem heutigen Stand des Wissens keinen wesentlichen Einfluß auf die Häufigkeit dextranbedingter UVR.

Vergleich mit den Ergebnissen der Kontrollstudie. Aus den vorstehenden Ausführungen ergibt sich, daß die beiden Punkte – (1.) Anzahl der erfaßten Patienten und (2.) Einstufung der Reaktionen nach Bestimmung der Titer von DRA –, als wesentliche Unterschiede zwischen der Studie von Gruber et al. [68] und der vorgelegten Haptenstudie zu berücksichtigen sind. Aufgrund dieser Unterschiede werden die Inzidenzen der DIAR beider Studien mit folgender Einschränkung miteinander verglichen.

Innerhalb der Grenzen der 95%-Vertrauensbereiche der Poisson-Verteilung werden, wie aus 3.4 und aus Tabelle 18 (S. 47) zu ersehen ist, die niedrigste Inzidenz in der Studie Gruber et al. mit der höchsten Inzidenz im Studienabschnitt mit 20 ml Haptendextran (Fragebogen) verglichen. In der Haptenstudie wird also bezüglich der Wirksamkeit von Haptendextran die ungünstigste Ausgangssituation angenommen; zusätzlich gehen wir auf Grund des großen Konfidenzbereiches der Ergebnisse von Gruber et al. davon aus, daß die Häufigkeit der DIAR bei der relativ niedrigen Patientenzahl eher zu hoch ermittelt worden ist.

Unter diesen Prämissen, die den Wirksamkeitsnachweis für Haptendextran auf keinen Fall begünstigen, sondern erschweren, ergibt sich, daß von den 24513 Patienten des Studienabschnitts mit 20 ml Hapten – der wirksameren der beiden Dosierungen – mindestens 17 Patienten weniger eine schwere, lebensbedrohende DIAR vom Schweregrad III oder IV erlitten und mindestens 134 Dextranreaktionen aller Schweregrade weniger beobachtet wurden, als aufgrund der Ergebnisse von Gruber et al. zu erwarten gewesen wäre.

Daß Studien mit niedrigen Patientenzahlen nicht a priori zu falsch hohen Inzidenzen der zu prüfenden Ereignisse, d. h. zur „Clusterung" führen, wie verschiedentlich angenommen [79, 136, 137, 192], zeigen die Zwischenergebnisse dieser Studie mit 20 ml Haptendextran: Bei 6170 erfaßten Patienten waren 4 DIAR ausschließlich des Schweregrades I [126] beobachtet worden; bei 16169 untersuchten Patienten betrug die Anzahl registrierter Gesamt-DIAR 16, darunter eine schwere Reaktion von Grad III [124]. Eine Begrenzung der Studie auf z. B. 6000 Patienten hätte zu der falschen Schlußfolgerung führen können, daß durch Vorbehandlung mit 20 ml Hapten alle schweren DIAR, d. h. möglicherweise alle immunologisch bedingten Dextranreaktionen, verhindert werden.

Diese Erläuterung soll zeigen, daß in der Studie Gruber et al. [68] auch bei einer größeren Anzahl von Patienten eine höhere Inzidenz der DIAR hätte resultieren können, die möglicherweise, wie früher bereits vermutet [216, 230, 238], eher der Realität entsprochen hätte. Unter dieser Voraussetzung hätte sich bei der Anwendung des 95%-Vertrauensbereichs ergeben, daß in der vorliegenden Studie durch die Haptenprophylaxe möglicherweise eine wesentlich größere Anzahl von DIAR verhindert worden wäre, nämlich bis zu 361 DIAR insgesamt und bis zu 130 schwere DIAR bei 24513 Patienten.

Die 6390 Patienten, bei denen ein Monitoring der Anwendung von 20 ml Haptendextran mittels Postkarten durchgeführt wurde, sind wegen des vereinfachten Erfassungsmodus in diesen direkten Vergleich nicht aufgenommen worden. Wie jedoch aus den DIAR-Häufigkeiten dieses Patientenkollektivs in Tabelle 6a im Anhang B (S. 110) hervorgeht, ergab sich in diesem Studienabschnitt im Vergleich zum Studienabschnitt mit Fragebogen keine Änderung der Wirksamkeit von Haptendextran.

Der Vergleich der DIAR-Inzidenzen ohne [68] und mit Vorinjektion von 10 und 20 ml monovalentem Haptendextran (15%) zeigt eindeutig, daß die Haptenprophylaxe zur Verhinderung bzw. zumindest zur Abschwächung der Dextrananaphylaxie beim Menschen wirksam ist. Wegen des in seltenen Fällen lebensbedrohenden Charakters der DIAR muß daher die generelle Vorinjektion von 20 ml monovalentem Haptendextran (Promit) vor jeder Erstinfusion von Dextran gefordert werden.

Wie oben S. 66 bereits dargelegt, ist eine erneute Vorinjektion von Hapten erst erforderlich, wenn zwischen 2 aufeinanderfolgenden Infusionen von Dextran 48 h oder mehr vergangen sind.

Eine *Ausnahme* von dieser generellen Forderung stellen Patienten im manifesten Schock dar, bei denen Dextran zur primären Volumensubstitution rasch und in großer Menge infundiert werden muß.

Würde sich durch die Haptenvorinjektion hier eine Verzögerung der vital indizierten Volumensubstitution ergeben, so kann aus 2 Gründen auf die Haptenprophylaxe verzichtet werden [174a]:

1. Bei Patienten im Schock sind DIAR bislang nicht berichtet worden. Möglicherweise wird die Auslösung anaphylaktischer Reaktionen durch die schockbedingte adrenerge Stimulation behindert.
2. Die Schnellinfusion von Dextran führt zu einem Überschuß der Dextranmoleküle gegenüber den potentiell vorhandenen zirkulierenden DRA im Blut. Bei deutlichem Überschuß der Antigene aber bilden diese im Gegensatz zur Äquivalenzzone mit den Antikörpern

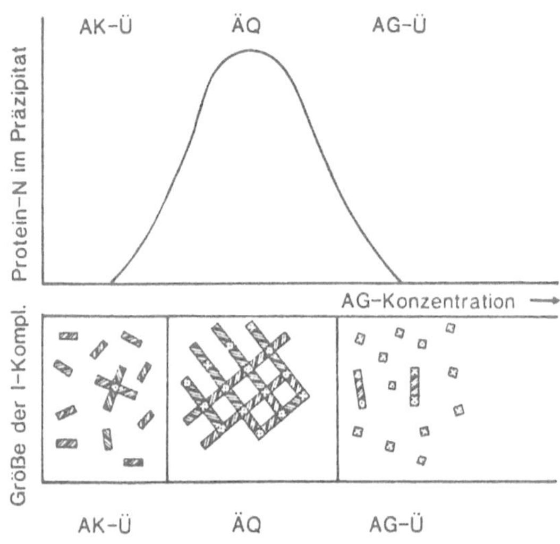

Abb. 9. Schematische Darstellung der Antigen-Antikörper-Präzipitation bei konstanter Antikörper- und steigender Antigenkonzentration. Keine oder geringe Präzipitatbildung (keine oder kleine Immunkomplexe) bei Antikörperüberschuß (*AK-Ü*) im *linken Teil* des Diagramms. Maximale Präzipitation und große Immunkomplexe in der Zone der Äquivalenz (*ÄQ*). Geringe oder keine Präzipitatbildung (keine oder kleine Immunkomplexe) in der Zone des Antigenüberschusses (*AG-Ü*) im *rechten Teil* des Diagramms. (Aus Richter et al. [198])

nur kleine, nichtanaphylaktogene Immunkomplexe (s. Abb. 9), die wahrscheinlich nicht zur Auslösung einer DIAR führen.

Vergleich mit den Ergebnissen der Haptenstudien in Skandinavien und in der Schweiz. Die im gleichen Zeitraum wie in der Bundesrepublik Deutschland in Skandinavien und in der Schweiz durchgeführten Studien mit 10 und 20 ml Haptendextran erbrachten vergleichbare Ergebnisse (s. Tabelle 23). Nach Vorinjektion von 10 ml Hapten (15%) wurden in der Schweiz bei 2280 Patienten noch 7 DIAR insgesamt regristriert, darunter 2 Reaktionen vom Schweregrad III [70]. In Skandinavien wurden 29 233 Patienten mit 10 ml Haptendextran vorbehandelt: Trotz dieser Prophylaxe wurden bei 66 Patienten dextranbedingte Unverträglichkeiten registriert, 7 Patienten erlitten schwere Dextranreaktionen – 6 DIAR vom Schweregrad III, 1 DIAR vom Schweregrad IV [136].

Nach Vorinjektion der erhöhten Dosis von 20 ml Hapten wurde in der Schweiz bei 15 177 Patienten unter 14 DIAR insgesamt keine schwere Reaktion mehr beobachtet [71, 129a]; in

Tabelle 23. Ergebnisse der Studien mit 10 ml und 20 ml monovalentem Haptendextran in Skandinavien und in der Schweiz [70, 136, 177, 178]

Vorinjektion (Dosis)	Land	n	DIAR (gesamt)	DIAR-Schweregrade III und IV
10 ml Hapten	Skandinavien	29 233	66	7
	Schweiz	2 280	3	2
20 ml Hapten	Skandinavien 1. Studie Vorinjektion	34 955	64	1
	2. Gruppe Vorinjektion in Studie „built-in"	6 121	15	0
	Schweiz	15 177	14	0

Tabelle 24. Berichte von außerhalb der Studie über DIAR der Schweregrade III und IV ohne Vorinjektion von Haptendextran (Zeitraum März 1978 – Februar 1982)

Präparat	DIAR-Schweregrade		
	III	IV	III und IV
Dx 40	7	7	14
Dx 60–75	10	3	13
Gesamt	17	10	27

Skandinavien wurden nach Vorinjektion von 20 ml Hapten noch 79 Dextranunverträglichkeiten bei 41 076 untersuchten Patienten, jedoch nur 1 DIAR vom Schweregrad III registriert [177, 178]. Weder in der Schweiz noch in Skandinavien ereigneten sich nach Vorinjektion von Haptendextran noch DIAR mit Herz- oder Atemstillstand (Schweregrad IV). Die Ergebnisse dieser beiden multizentrischen Parallelstudien bestätigen eindeutig die Effektivität der Prophylaxe mit Haptendextran und die bessere Wirkung der 20-ml-Dosis im Vergleich zur 10-ml-Dosis.

Berichte über DIAR von außerhalb der Studie. Im Zeitraum der Studie (März 1978–Februar 1982) wurden den Organisatoren von außerhalb der Studie vorwiegend aus dem Raume Bayern 34 Unverträglichkeitsreaktionen bei Infusionen von Dextran ohne vorherige Hapteninjektion gemeldet: 27 dieser 34 Patienten erlitten schwere DIAR (s. Tabelle 24); 17 DIAR vom Schweregrad III, 10 DIAR vom Schweregrad IV. Ein Patient der während der Dextraninfusion einen Herzstillstand erlitten hatte, konnte nicht erfolgreich reanimiert werden.

Die Tatsache, daß bei Infusion von Dx 40 über schwere DIAR mindestens ebenso häufig und über DIAR vom Schweregrad IV sogar häufiger berichtet wurde als bei Infusion von Dx 60–75, muß besonders betont werden. Auch diese Daten widersprechen der immer wieder diskutierten Auffassung, Dx 40 verursache weniger Dextranunverträglichkeiten als Dx 60–75 ([31a, 129b, 130, 157, 199, 202]; s. 4.2.2.3).

Auch wenn die Anzahl der im gleichen Zeitraum in den berichtenden Kliniken insgesamt mit Dextraninfusionen behandelten Patienten nicht bekannt ist, unterstreichen diese Daten nachdrücklich die Notwendigkeit einer wirksamen Prophylaxe vor Erstanwendung von Dextran.

4.2.2.3 Ursachen dextranbedingter Immunkomplexanaphylaxie trotz Haptenprophylaxe

Bei den 5 DIAR vom Schweregrad III, die trotz Haptenprophylaxe innerhalb der vorliegenden Haptenstudie an 37 016 Patienten registriert wurden, war der immunologische Charakter dieser Reaktionen aufgrund der hohen Titer spezifischer DRA und der Titerverläufe während der Reaktionen eindeutig. Bei einigen Dextranreaktionen leichter Schweregrade mit vergleichbaren Verläufen der Antikörpertiter, so z. B. bei Pat.-Nr. 3291 (Tabellen 5a, b im Anhang B, S. 105 ff.), ist dieser Pathomechanismus ebenfalls als gesichert anzunehmen.

Ursachen dieser UVR trotz Haptenprophylaxe können sein:

1. eine gegenüber der Menge monovalenten Haptendextrans zu hohe Antikörpermenge im Blut des Patienten,
2. die Präsenz besonders hochaffiner Antikörper,
3. eine unterschiedlich hohe Avidität der Antigen-Antikörperbindung.

Zu 1.: Bei Patienten mit mittleren bis hohen DRA-Titern ist durch die Injektion von 20 ml der 15%igen Lösung von Dx 1 ein vielfacher Überschuß des Haptens gegenüber den spezifischen Antikörpern gewährleistet (s. 4.2.1.5). Für sehr wenige Patienten kann dennoch nicht ausgeschlossen werden, daß sich in ihrem Blut eine noch größere Anzahl von DRA findet, als durch die Standarddosis von 20 ml Hapten abgebunden werden kann. Bei diesen Patienten kann daher trotz korrekter Prophylaxe mit 20 ml Haptendextran eine DIAR auftreten. Die Tatsache, daß im Verlauf der Studie 3 Patienten mit einem DRA-Titer bislang unbekannter Höhe (DRA-Titer 1:524 288) identifiziert wurden, beweist, daß Individuen mit extrem hohen DRA-Titern vorkommen; diese Individuen würden eine wesentlich höhere als die Standarddosis von 20 ml Hapten benötigen, damit DIAR bei Provokation mit Dextran sicher verhindert werden könnten. Da bislang aber auch bei den wenigen Patienten mit diesen extremen DRA-Titern nach Vorgabe von 20 ml Hapten vor Dextraninfusion kein Herz- oder Atemstillstand beobachtet wurde, scheint bei gleichzeitiger Berücksichtigung der Praktikabilität eine Erhöhung der generell zu injizierenden Haptendosis nicht angezeigt. Hieraus folgt jedoch, daß durch die Prophylaxe mit 20 ml Haptendextran kein 100%iger Schutz vor einer DIAR erzielt werden kann, sondern in seltenen Fällen mit einer DIAR gerechnet werden muß. Aus diesem Grunde bleibt die Forderung nach Überwachung des Beginns der Dextraninfusion nach wie vor bestehen[1].

Zu 2.: Nachgewiesen ist, daß die Affinität der Bindung der Antikörper an das Antigen sich in Abhängigkeit von der Zeit, die zwischen Immunisierung des Individuums und Reaktion oder Prüfung der Antikörper verstrichen ist, ändern kann [184, 235]. Im Falle der Dextrananaphylaxie ist daher vorstellbar, daß im Einzelfall DRA in hoher Konzentration und sehr hoher Affinität bei Dextraninfusion trotz Haptenprophylaxe eine DIAR auslösen, die bei niedrigaffinen Antikörpern vielleicht unterblieben wäre. Diese individuellen Unterschiede der Antikörperaffinität sind für den einzelnen Patienten prospektiv ebensowenig zu erfassen wie sein Gesamtrisiko für eine DIAR.

Zu 3.: Die Variabilität der Anaphylaktogenität eines Antigens durch Änderung des Molekulargewichts dieses Antigens konnte Richter bereits bei der Dextrananaphylaxie des Meerschweinchens zeigen [184]: Bei passiver Sensibilisierung der Tiere mit einer identischen Menge sensibilisierender Antikörper aus dem gleichen Antiserum, das submaximale Sensibilisierung bewirkte, führte die Provokation durch Dextran mit $\bar{M}_w$ = 10500 bei keinem der Tiere, die Provokation durch Dextran mit $\bar{M}_w$ = 22300 hingegen bei allen Tieren zu tödlicher Anaphylaxie. Unter vergleichbaren Bedingungen fanden sich auch nach i.v.-Provokation durch Dextran mit $\bar{M}_w$ = 42100 deutlich schwächere anaphylaktische Symptome

---

1 Seit der Einführung von Promit in die Klinik sind in Einzelfällen UVR bei Infusion von Dextran trotz Vorinjektion von 20 ml Haptendextran mitgeteilt worden. Eine eindeutige Einstufung dieser UVR als DIAR erfordert jedoch die Kenntnis der DRA-Titer (s. hierzu 129c, 218a).

als nach i.v.-Gabe von Dextran mit $\overline{M}_w = 68300$. Andererseits konnte Richter zeigen, daß bei starker Sensibilisierung und Provokation der Tiere durch Dextrane mit $\overline{M}_w > 10000$ nur noch geringe Unterschiede in der Symptomatik der Anaphylaxie beobachtet werden konnten.

Eine Erklärung für dieses Phänomen findet sich in der Tatsache, daß mit abnehmendem MG des Antigens auch die Wahrscheinlichkeit abnimmt, daß 2 oder mehr Antikörper pro Antigen gebunden werden und damit Immunkomplexe entstehen. Zum anderen kann die höhere Anaphylaktogenität großmolekularer Antigene durch deren höhere Avidität in der Antigen-Antikörper-Bindung erklärt werden (s. oben S. 65).

Die im Tierexperiment beobachtete unterschiedliche anaphylaktogene Potenz von Dx 40 und Dx 70 ist in ihrer Relevanz auch für die Klinik diskutiert worden [31a, 129b, 130, 157, 199, 202]. Richter [184] hat aber bereits im Tierversuch gezeigt, daß bei maximaler Sensibilisierung die anaphylaktische Antwort auf Provokation durch Dextrane mit $\overline{M}_w > 10000$ nur noch gering variiert. Gerade die Patienten mit hohen DRA-Titern, d. h. starker Sensibilisierung, gilt es aber vor der Dextrananaphylaxie zu schützen.

Die schweren DIAR, die trotz Haptenprophylaxe noch beobachtet wurden, betrafen ausschließlich Patienten mit extremen Titern von DRA oder IgG-DRA. Bei diesen Patienten kann aus den angeführten Gründen in keinem Fall erwartet werden, daß Dx 40 eine schwächere Anaphylaxie auslösen würde als Dx 60–75 [157].

In der Studie Ring/Meßmer [202] ist die niedrigere DIAR-Inzidenz nach Dx 40 im Gegensatz zu Dx 60–75 dadurch zu erklären, daß Patienten zur Verbesserung der Durchblutung oft viele aufeinanderfolgende Infusionen von Dx 40 erhalten, während ein Patient oft nur 1–3 Einheiten von Dx 60–75 zum Volumenersatz oder zur Thromboseprophylaxe infundiert erhält; das Risiko einer Anaphylaxie ist jedoch bei der Erstinfusion von Dextran am größten. Zudem ist herauszustellen, daß in der genannten Studie sowohl nach Infusion von Dx 40 (51261 erfaßte Einheiten) wie nach Dx 60–75 (34621 erfaßte Einheiten) je eine schwerste DIAR vom Grad IV registriert wurde. Auch die während der laufenden Haptenstudie erhaltenen Berichte über DIAR von Patienten, die nicht in der Studie erfaßt und nicht mit Haptendextran vorbehandelt worden waren, zeigen nachdrücklich, daß schwere DIAR bei Infusion von Dx 40 wie von Dx 60–75 gleich häufig beobachtet werden (s. oben S. 77, Tabelle 24).

Es sei daher nochmals festgehalten, daß für den Patienten mit hohen Titern von DRA bei Infusion von Dx 40 wie Dx 60–75 ein vergleichbar hohes Risiko besteht, eine schwere DIAR zu erleiden.

4.2.2.4 Therapie der schweren DIAR

Art und Ausmaß der Therapie anaphylaktoider/anaphylaktischer Reaktionen werden vorrangig von deren Schweregrad bestimmt und sind weitgehend unabhängig von der Art der auslösenden Substanz. Während leichte Reaktionen bei Infusion von Dextran sehr oft allein durch den Wechsel zu einer anderen Kolloidlösung therapiert werden können, sind bei schweren DIAR 3 Maßnahmen vorrangig indiziert:

1. Volumensubstitution,
2. intravenöse Injektion von Adrenalin sowie von
3. Kortikosteroiden.

Akute Hypotension, Vasodilatation und peripheres Blutpooling sind durch Volumensubstitution und i.v.-Adrenalingabe nach aller Erfahrung am schnellsten und sichersten zu beherrschen [4, 45, 127, 128, 224]. Adrenalin ist unter den Sympathomimetika das Mittel der Wahl, weil es über α- und β-Rezeptorenwirkung gleichermaßen Vasokonstriktion, Kardiostimulation und Bronchodilatation bewirkt [4, 45, 128, 224]; als initiale Dosis ist 0,05−0,1 mg, verdünnt i.v. appliziert, zu empfehlen. Nach neueren tierexperimentellen Untersuchungen sind β-Sympathomimetika wie Orciprenalin (Alupent) oder Isoprenalin (Aludrin) in der Reanimation abzulehnen, da diese Substanzen vorwiegend durch Senkung des diastolischen Drucks offensichtlich die Diskrepanz zwischen erhöhtem Sauerstoffbedarf und vermindertem Sauerstoffangebot am Herzen verstärken [159, 160]. Die i.v.-Gabe von Kalzium bei Reanimation scheint ebenso problematisch zu sein, da möglicherweise eine Kalziumüberladung der Herzmuskelzellen und nachfolgend ein erhöhter Sauerstoffbedarf den Reanimationserfolg beeinträchtigen [158].

Kortikosteroide sind in hohen Dosen zur Unterdrückung der Antigen-Antikörper-Reaktion indiziert. Sie haben ihren frühesten Wirkungseintritt allerdings erst nach 10−15 min. Rascher wirksam werden alle Phosphatpräparate der Kortikosteroide − Dexamethason und Betamethason − oder Triamcinolon, die in Dosen zu 80 mg i.v. empfohlen werden [4].

Beim individuellen Patienten kann jede der 3 wichtigen therapeutischen Maßnahmen − Volumensubstitution, Gabe von Adrenalin und Kortikosteroiden − Priorität haben, oder es können zusätzliche Medikamente und Maßnahmen erforderlich sein; dies bestätigt die erfolgreiche Behandlung der 5 Patienten, die im Verlauf der vorliegenden Studie trotz Prophylaxe mit Haptendextran DIAR vom Schweregrad III erlitten.

Bei 2 Patienten (Pat.-Nr. 3206 und 3235, Tabelle 4a im Anhang B, S. 103 f.) konnte das plötzliche Kreislaufversagen durch Katecholamine, Volumensubstitution und Kortikosteroide relativ rasch wieder behoben werden. Bei einem weiteren Patienten (Pat.-Nr. 3347, Tabelle 6a im Anhang B) waren massiver Blutdruckabfall und Tachykardie die ausgeprägtesten Symptome der Reaktion, so daß neben Adrenalin noch Phenylephrin (Neosynephrine) mit größerer α-rezeptorenstimulierender Wirkung zur Kreislaufstabilisierung erforderlich war, während nur wenig Volumen substituiert werden mußte.

Der Verlust intravasalen Volumens war dafür beim 4. Patienten (Pat.-Nr. 3300, Tabelle 5a im Anhang B) exzessiv: Obwohl die geplante Operation wegen der Reaktion verschoben wurde und beim Patienten kein Blutverlust vorlag, wurden in den auf die Reaktion folgenden 4 h nahezu 5000 ml kolloidaler (PPL/Albumin) und kristalloider Lösungen infundiert; danach betrug bei der herzgesunden Patientin der zentralvenöse Druck noch immer −1 cm H_2O.

Neben einer bedrohlichen Kreislaufsymptomatik zeigten sich beim 5. Patienten (Pat.-Nr. 3259, Tabelle 5a im Anhang B) eine ausgeprägte Zyanose und Bronchokonstriktion, die durch Beatmung, Euphyllin, Kalzium und Kortikosteroide erfolgreich therapiert werden konnten. Mit Ausnahme des einen Patienten mit hohem Flüssigkeitsbedarf befanden sich alle Patienten während der Reaktion in Allgemeinanästhesie! Dies zeigt deutlich, daß anaphylaktische Reaktionen, die bei Präsenz hoher Titer spezifischer Antikörper ausgelöst werden, durch eine Allgemeinanästhesie nicht verhindert, wahrscheinlich auch nicht abgemildert werden können.

Smedegård et al. [225−228] fanden bei ihren Untersuchungen zur Aggregatanaphylaxie beim Affen − im Unterschied zur zytotropen Anaphylaxie − als herausragende Symptome einen massiven Anstieg des pulmonalvaskulären Widerstands, einen Abfall der Anzahl von Leukozyten und Thrombozyten im peripheren Blut und eine Sequestration von Leukozyten,

Thrombozyten und Ausfällung von Fibrin in der Lunge. Die Autoren schlossen aus diesen Befunden, daß die Aggregatanaphylaxie besonders zur Aktivierung von Thrombozyten und zur Freisetzung vasokonstriktorischer Mediatorsubstanzen führt, während bei der zytotropen Anaphylaxie vasodilatierende Mediatorsubstanzen überwiegen [225]. Auch bei der dextraninduzierten Aggregatanaphylaxie beim Hund registrierten Mendler sowie Meßmer et al. [147, 156] neben einem Abfall von MAP und HZV eine exzessive Widerstandssteigerung im Lungenkreislauf bei Leuko- und Thrombopenie. Revenäs et al. [180] konnten schließlich bei Patienten, die nach DIAR vom Schweregrad IV nicht mehr erfolgreich reanimiert werden konnten, histologisch Ablagerungen von Thrombozyten, Leukozyten und Fibrin in den Lungengefäßen nachweisen.

Bei Dextrananaphylaxie sollten Dextranlösungen durch andere Lösungen künstlicher Kolloide — Gelatine, Hydroxyäthylstärke — oder, wenn nicht vorhanden, natürlicher Kolloide ersetzt werden. Sind im Akutfall nur Dextranlösungen greifbar, kann nach den Untersuchungen von Mendler und Meßmer eine DIAR auch durch rasche Infusion von Dextran therapiert werden [144, 157]: Dextransensibilisierte Hunde konnten nach dextraninduziertem Herz- und Atemstillstand durch O_2-Beatmung, Herzmassage und Infusion von Dextran 60 im Strahl erfolgreich reanimiert werden. Erklärung dafür ist, daß 1) die DRA nach schwerer Reaktion überwiegend abgebunden sind und bei erneuter Dextraninfusion nicht wieder reagieren können und 2) bei schneller Infusion von Dextran ein hoher Antigenüberschuß im Blut vorherrscht, so daß nur kleine Immunkomplexe entstehen können (s. oben S. 75f., Abb. 9).

4.2.2.5 UVR nach Injektion von monovalentem Haptendextran

Im Verlauf der vorliegenden Studie wurden unter 37 060 insgesamt erfaßten Vorinjektionen von Haptendextran bei 10 Patienten UVR auf Haptendextran selbst beobachtet (Tabellen 8a, b im Anhang B). Die Symptome entsprachen z. T. den bekannten klinischen Reaktionen bei Dextranunverträglichkeit, z. T. waren sie verschieden davon, bei 3 Patienten wurden nämlich Blutdruckanstiege registriert! Zudem waren alle Reaktionen nach 10 min abgeklungen, sie hatten — bis auf eine — keine therapeutischen Konsequenzen. Da die Symptome der DIAR also nicht mit den Symptomen der UVR nach Dx-1-Injektion übereinstimmen, wurden diese nach einer neu erstellten Skala klassifiziert (Tabelle 2, S. 25). 3 der 10 Patienten wiesen eine allergische Diathese auf, 4 Patienten erhielten anschließend die geplante Dextraninfusion und tolerierten diese ohne Komplikationen.

Bei 7 von 10 Patienten fand sich weder ein hoher Titer von DRA oder IgG-DRA vor, noch ein deutlicher Abfall dieser Titer nach der UVR auf Dx 1. Bei diesen Patienten ließ sich also kein Zusammenhang zwischen den Titern von DRA oder IgG-DRA und den UVR nachweisen.

Drei Patienten (Pat.-Nr. 3283, 3316 und 3332) wiesen allerdings vorbestehende Titer von IgG-DRA von 1:512 und höher auf, die jedoch durch die Haptenvorinjektion keine Änderung erfuhren; durch Hapten blockierte Dextranantikörper können aufgrund der schwachen Hapten-Antikörper-Bindung weiterhin mittels der passiven Hämagglutination oder der RCLAAR nachgewiesen werden; erst die nachfolgende Infusion einer klinischen Dextranlösung führt zu einem deutlichen Abfall der Titer.

Eine Interaktion des Haptendextrans mit den DRA ist bei diesen Patienten theoretisch denkbar, wenn man unterstellt, daß ein monovalentes Haptenmolekül 2 nahe beieinanderliegende Antikörperbindungsstellen mit je 2–3 Glukoseeinheiten besetzen kann. Diese Bindungen können jedoch nur sehr schwach sein und nicht zur Bildung großer Immunkomplexe führen; daher wäre allenfalls eine dadurch ausgelöste flüchtige Symptomatik vorstellbar.

Die Ursachen der UVR bei Injektion von Haptendextran sind derzeit noch ungeklärt. Möglicherweise werden sie z. T. durch die schnelle Injektion der hochosmolaren Lösung von Haptendextran und eine dadurch bedingte Reizung der Gefäßwand ausgelöst. Eine wesentliche klinische Bedeutung dieser Reaktionen ist bislang nicht erkennbar.

4.3 Wirkung und Sicherheit kolloidaler Plasmaersatzlösungen

Ziel der Anwendung kolloidaler Plasmaersatzlösungen beim Patienten ist, bei Verlusten von Blut oder intravasaler Flüssigkeit vital wichtige Funktionen des Blutplasmas zu ersetzen. Plasma garantiert als kolloidale Flüssigkeit mit hohem Gehalt an Albumin und daher starker kolloidosmotischer Kraft ein ausreichendes und stabiles intravasales Blutvolumen. Plasmaersatzlösungen sollen daher möglichst eine dem Plasma vergleichbare kolloidale Wirksamkeit haben, bei intravenöser Infusion soll ihr Volumeneffekt voraussehbar, stabil und lang anhaltend sein.

Die natürlichen Kolloidlösungen – Albumin und Plasmaproteinlösungen – sind in diesem Sinne ideale Plasmasubstitute. Sie enthalten fast nur oder überwiegend Albumin, so daß die Lösungen bei einem einheitlichen Molekulargewicht des Albumins von 69 000 monodispers sind; da die MG aller Moleküle deutlich über der Permeabilitätsschwelle der Glomerulummembran von 50 000 liegen [64, 65, 248], ist ein gleichmäßiger anhaltender Volumeneffekt gesichert. Dennoch dürfen die natürlichen Kolloide aus Gründen der limitierten Verfügbarkeit und der hohen Kosten für den primären Volumenersatz bei Blut- oder Plasmaverlust nicht eingesetzt werden.

Charakteristikum der Lösungen der künstlichen Kolloide – Dextran, Gelatine und Hydroxyäthylstärke – ist die Polydispersität. Aus technischen Gründen können diese Substanzen nicht mit einheitlicher Molekülgröße hergestellt werden, sondern stellen ein Gemisch von Molekülen mit unterschiedlichem MG dar, die in Form einer Gauß-Verteilung um das Gewichtsmittel des Molekulargewichts ($\overline{M}_w$) verteilt sind. Ein Maß für die Polydispersität ist das Verhältnis Gewichtsmittel des Molekulargewichts zu Zahlenmittel des Molekulargewichts ($\overline{M}_w/\overline{M}_n$). Nur wenn dieses Verhältnis und das $\overline{M}_w$ bekannt sind, kann eine ungefähre Aussage über die intravasale Verweildauer von künstlichen Kolloiden gemacht werden. Die intravasale Volumenwirksamkeit der Lösungen künstlicher Kolloide wird zusätzlich von der Konzentration des jeweiligen Kolloids in der Lösung bestimmt.

Kolloidgehalt, $\overline{M}_w$ und das Verhältnis $\overline{M}_w/\overline{M}_n$ sind nur bei folgenden künstlichen Plasmasubstituten in der Weise aufeinander abgestimmt, daß sie eine der 5%igen Albuminlösung vergleichbare stabile und anhaltende Volumenwirksamkeit erreichen: Die 6%igen Lösungen von Dx 60–75 und die 6%ige Lösung von HÄS 450/0,7.

Lösungen der verschiedenen Präparationen von Gelatine haben aufgrund ihres relativ niedrigen $\overline{M}_w$ (30 000–35 000) eine deutlich kürzere Volumenwirksamkeit von 2–3 h gegenüber den Lösungen von Dx 60–75 oder von HÄS 450/0,7 mit einer Volumenwirksamkeit von ca. 6 h. Zur Erreichung eines vergleichbaren Volumeneffekts sind demnach größere Mengen an Lösungen von Gelatinepräparationen erforderlich, die auch häufiger nachinfundiert werden müssen; die Gefahr zeitweiser intravasaler Hypo- wie Hypervolämie ist damit erhöht [150].

Über Unverträglichkeitsreaktionen ist bei Infusion aller Lösungen kolloidaler Substanzen in vergleichbarer Häufigkeit berichtet worden [127].

Bei Lösungen von Plasmaproteinen und Humanalbuminen können Sensibilisierung, Proteinaggregate, Stabilisatorsubstanzen in den Lösungen und Aktivatoren des Kallikrein-Kinin-Systems Ursache von Nebenwirkungen sein [194, 199, 201, 204]. Über Häufigkeit und Bedeutung dieser einzelnen Ursachen von UVR bei Infusion von Plasmaprotein- und Humanalbuminlösungen fehlen zur Zeit verläßliche Angaben.

Von den Lösungen der Präparationen von Gelatine ließ sich für die harnstoffvernetzte Gelatine die dosisabhängige Histaminfreisetzung bei UVR nachweisen [139, 140, 153]. In den letzten Jahren wurde aus dieser Gelatinepräparation überschüssiges Vernetzungsmittel (Hexamethylendiamin) durch verbesserte Reinigung entfernt. In einer Studie an 450 Patienten wurden bei Anwendung dieser Gelatinepräparation und nach prophylaktischer Gabe von Histaminrezeptorenantagonisten (H_1- und H_2-Antagonisten) keine wesentlichen UVR mehr beobachtet [140, 217, 218]. In einer weiteren prospektiven Studie wurden unter 1147 Patienten bei Infusion der gleichen Gelatinepräparation ohne Prophylaxe mit Histaminrezeptorantagonisten noch 0,78% Nebenreaktionen, jedoch keine schwere, kreislaufwirksame UVR mehr beobachtet [252a].

Die UVR bei Gabe von Hydroxyäthylstärkelösungen sind in ihrem Pathomechanismus bislang ungeklärt und können daher auch nicht gezielt verhindert werden. Darüber hinaus ist die mögliche pathogenetische Bedeutung der verzögerten Elimination [23] und der langen Speicherung von HÄS-Molekülen in den Zellen des RES [99, 174b] noch weitgehend ungeklärt. Insbesondere bei niereninsuffizienten Patienten mit Langzeitdialyse muß von häufig wiederholten Infusionen von HÄS-Lösungen abgeraten werden [174b].

Im Gegensatz dazu konnte in den letzten Jahren der Pathomechanismus der dextranbedingten Unverträglichkeitsreaktionen geklärt und deren Verhinderung durch Anwendung des Prinzips der Haptenhemmung demonstriert werden. Aufgrund der Untersuchungen von Hedin, Richter, Meßmer, Mendler und Ring [77, 147, 156, 184, 186, 192, 199] sowie aufgrund der vorgelegten Studie und der Parallelstudien in der Schweiz und in Skandinavien [70, 71, 136, 177] konnte die schwere DIAR beim Menschen nunmehr als Aggregatanaphylaxie klassifiziert werden. Prinzipiell kann sie durch i.v.-Vorinjektion von Haptendextran verhindert werden. Nur bei wenigen Patienten muß in der Zukunft trotz Haptenprophylaxe mit einer anaphylaktischen Dextranreaktion leichteren Schweregrades gerechnet werden, da evtl. vorhandene extrem hohe Titer von IgG-DRA, die durch die generelle Dosis von 20 ml Haptendextran (15%) nicht völlig abgeblockt werden können, vor der Dextraninfusion nicht bekannt sind.

Auch die DIAR leichteren Schweregrades, die nicht antikörperbedingt sind, werden weiterhin auftreten.

Aufgrund der nachgewiesenen hervorragenden klinischen Eigenschaften — sicherer Volumeneffekt, gesicherte thromboseprophylaktische Wirkung und Verbesserung der Durchblutung im Bereich der Mikrozirkulation — und wegen der hohen Sicherheit seiner Anwendung ist Dextran auch für die Zukunft als Plasmasubstitut der ersten Wahl zu betrachten.

5 Zusammenfassung

Zum primären Ersatz von Blut- und Plasmaverlusten sind den Lösungen natürlicher Kolloide (Humanalbumin und Plasmaprotein) die Lösungen künstlicher Kolloide (Dextran, Hydroxyäthylstärke, Gelatine) aus Gründen der unbegrenzten Verfügbarkeit und der deutlich niedrigeren Kosten eindeutig überlegen. Unverträglichkeitsreaktionen werden bei Infusionen natürlicher wie künstlicher Kolloide in vergleichbarer Häufigkeit beobachtet. Lösungen von Dextran haben neben erwiesener guter Volumenwirksamkeit im Gegensatz zu den übrigen künstlichen Kolloiden die Vorteile, daß mit ihnen postoperative Thromboembolien verhindert und eine eingeschränkte Kapillarperfusion verbessert werden kann. Daher können Infusionslösungen von Dextran derzeit durch kein anderes Präparat gleicher Wirksamkeit ersetzt werden.

Wegen der vorstehend aufgeführten medizinisch wertvollen Eigenschaften der Dextranlösungen sind in den letzten Jahrzehnten große Anstrengungen unternommen worden, die seltenen, manchmal lebensbedrohlichen und in Einzelfällen tödlich verlaufenden dextraninduzierten anaphylaktoiden/anaphylaktischen Reaktionen (DIAR) zu verhindern.

In Untersuchungen, v. a. von Kabat, Richter und Hedin, war geklärt worden, daß sich bei den meisten Menschen präformierte, zirkulierende dextranreaktive Antikörper (DRA) nachweisen lassen und daß diese DRA an der Auslösung schwerer DIAR kausal beteiligt sind. In weiteren Tierexperimenten zeigten Richter, Seemann und Meßmer, daß sowohl die Dextrananaphylaxie beim Meerschweinchen, ausgelöst durch zytotrope DRA, wie auch die dextraninduzierte Aggregatanaphylaxie beim Hund, ausgelöst durch zirkulierende DRA, erfolgreich durch die Anwendung des Prinzips der Haptenhemmung verhindert werden können. Die dextraninduzierte Aggregatanaphylaxie beim Hund entspricht aufgrund der kausalen Beteiligung *zirkulierender* DRA und in ihrer Symptomatik der Situation beim Patienten.

In der vorliegenden prospektiven, multizentrischen, klinischen Studie wurde die Wirksamkeit des Prinzips der Haptenhemmung zur Verhinderung der Dextrananaphylaxie beim Menschen geprüft. 2 min vor Beginn der Infusion von Dx 40 bzw. Dx 60 wurden bei 6113 Patienten 10 ml und bei 30903 Patienten 20 ml monovalentes Haptendextran 15% i.v. vorinjiziert.

Aufgrund der Ergebnisse dieser Studie, die durch die Ergebnisse der Parallelstudien in Skandinavien und der Schweiz voll bestätigt wurden, kann heute als gesichert festgehalten werden:

1. Schwere DIAR (Schweregrade III und IV) werden beim Menschen durch präformierte, zirkulierende DRA vornehmlich der Subklassen G_2 und G_1 der Immunglobulinklasse G hervorgerufen. Schwere DIAR sind daher als Aggregat- oder Immunkomplexanaphylaxie zu klassifizieren.

2. Für 5 von 28 (17,9%) der leichten DIAR (Schweregrade I und II) ließ sich ebenfalls wie für die schweren DIAR eine kausale Beteiligung der präformierten DRA an den Reaktionen zeigen. Auch diese DIAR sind Immunkomplexanaphylaxien.

3. Bei 23 von 28 (82,1%) der leichten DIAR konnte eine kausale Beteiligung spezifischer DRA an diesen Reaktionen nicht nachgewiesen werden. Der Pathomechanismus dieser Reaktionen ist weiterhin ungeklärt.

4. Die bei Infusion von Dextran durch die präformierten, zirkulierenden DRA ausgelösten DIAR können durch Vorinjektion von 10 bzw. 20 ml einer 15%igen Lösung von monovalentem Haptendextran wirksam verhindert bzw. zumindest abgeschwächt werden. Die Dosis von 20 ml war deutlich wirksamer als die Dosis von 10 ml Haptendextran.

5. Auch bei den 5 Patienten, bei denen trotz Prophylaxe mit Haptendextran noch DIAR vom Schweregrad III beobachtet wurden, konnte der anaphylaktische Charakter der Reaktion nachgewiesen werden: Es fanden sich extrem erhöhte Titer von DRA bzw. IgG-DRA, wie sie in dieser Höhe z. T. vor Beginn der Studie nicht bekannt waren. Es muß angenommen werden, daß die routinemäßig vorinjizierte Dosis von Haptendextran bei diesen Patienten noch zu gering war.

6. Durch die Prophylaxe mit 20 ml Haptendextran können DIAR bei 96% der gefährdeten Patienten verhindert werden. Ein höherer Schutz wäre erreichbar, wenn die DRA-Titer der Klasse IgG vor Infusion von Dextran bekannt wären und wenn dann bei extrem hohen IgG-DRA-Titern die Haptendosis gesteigert würde. Die routinemäßige Bestimmung der DRA vor jeder Erstinfusion von Dextran ist z. Z. aber noch nicht möglich.

7. Wirksamkeit und Notwendigkeit der Haptenprophylaxe werden unterstrichen durch die Beobachtungen schwerer DIAR ohne Haptenvorinjektion, die während des Zeitraums der laufenden Studie von außerhalb berichtet wurden.

Aus diesen Gründen erscheinen folgende Empfehlungen dringend geboten:

— 2 min vor jeder Erstinfusion einer Dextranlösung sollen 20 ml monovalentes Haptendextran (15%) i.v. vorinjiziert werden.

— Sind nach der Vorinjektion von 20 ml monovalentem Haptendextran 15% mehr als 15 min verstrichen, ohne daß die Infusion klinischen Dextrans begonnen wurde, so ist erneut die volle Dosis von Haptendextran vorzuinjizieren; ab diesem Zeitpunkt muß mit verminderter prophylaktischer Wirksamkeit von Haptendextran gerechnet werden.

— Erhält ein Patient mehrere Infusionen von Dextran am gleichen Tag, so ist eine erneute Vorinjektion von Haptendextran nicht erforderlich.

— Vergehen zwischen 2 aufeinanderfolgenden Dextraninfusionen bei einem Patienten 48 h oder mehr, soll die Vorinjektion von Haptendextran wiederholt werden.

— Die Erstinfusion einer Dextranlösung ohne Haptenprophylaxe ist aufgrund der Ergebnisse dieser Studie nicht mehr zu verantworten. Eine *Ausnahme* stellen Patienten im manifesten Schock dar, bei denen Dextran zur primären Volumensubstitution rasch und in großer Menge infundiert werden muß. Wegen des im Blut der Patienten schnell erzielten Überschusses großer Dextranantigene können diese mit den evtl. vorhandenen DRA keine großen anaphylaxieauslösenden Immunkomplexe bilden. Zusätzlich macht die adrenerge Stimulation des Organismus im Schock eine anaphylaktische Reaktion unwahrscheinlich.

Die Ergebnisse der vorliegenden Studie erbringen erstmals den Nachweis der Wirksamkeit des Prinzips der Haptenhemmung bei Routineanwendung an einer großen Anzahl von Patienten. Durch die Vorinjektion von Haptendextran wird die Anwendung der in Prophylaxe und Therapie wertvollen Dextranlösungen für Patienten aller Altersstufen in allen klinischen Fachbereichen sicherer. Die Prophylaxe mit Haptendextran stellt daher einen besonders erfolgreichen Beitrag moderner immunologischer Grundlagenforschung zur klinisch angewandten Forschung und zur Erhöhung der Arzneimittelsicherheit dar.

Anhang A: Fragebogen/Vordrucke

(1) Fragebogen im Studienabschnitt mit 10 ml Haptendextran

```
                                          Nr.:

               Krankenhaus:               Station:
```

Fragebogen zur Applikation von monovalentem Dextran

```
Name des Patienten:....................Geburtsdatum:..............

Diagnose: ....................operativer Eingriff:................

bekannte Allergien:        ja/nein

                           wenn ja, welche:.........................

Indikation für Macrodex/Rheomacrodex:

1. Volumenersatz / 2. Durchblutungsförderung / 3. Thromboseprophylaxe
```

Praemedikation:		Anaesthesie:		Zustand d. Patienten bei Infusionsbeginn:	
Atropin	O	Halothan	O		
Atosil	O	Barbiturat	O	wach	O
Dolantin	O	Intubation	O	anaesthesiert	O
Thalamonal	O	Neurolept	O	im Schock	O
Sonstiges	O	Regional	O		
		Sonstiges	O		

Vorinjektion von 10 ml monovalentem Dextran:

Zeichen einer Reaktion: ja/nein

wenn ja, welche: ....

Infusion von Macrodex/Rheomacrodex:

Zeichen einer Reaktion: ja/nein

wenn ja, welche: ....

Zeitliches Intervall zwischen der Vorinjektion von monovalentem Dextran

und der Infusion von Macrodex/Rheomacrodex: <2min./ 2min./ >2min.

```
Datum:________________      Unterschrift:____________________________
```

(2) Bei Verdacht auf UVR auszufüllender Fragebogen im Studienabschnitt mit 10 ml Haptendextran

Krankenhaus: Station:

Fragebogen bei Unverträglichkeitsreaktion

nach Applikation von monovalentem Dextran

Name des Patienten:........................Geb.datum:...........

Klin.Bild der Reaktion (zeitl.Reihenfolge der Reaktion):

Zeitpunkt: wach   O   in Narkose   O

erste Erscheinungen nach.........ml   verabreichte Menge.....ml

Lokalreaktion (Venen)   O   Defäkation   O

Flush   O   Rückenschmerzen   O

Urtikaria   O   Dyspnoe   O

Konjunktivitis   O   Herzstillstand   O

Nausea   O   Schock   O

Erbrechen   O

Puls: vorher ...../nachher.....   P.P.: vorher...../nachher.....

Therapie der Unverträglichkeitsreaktion:

Infusionsstop   O   Antihistaminika   O   Sympathiko-

Reanimation   O   Glukokortikoide   O   mimetika   O

Zeitpunkt der Unverträglichkeitsreaktion:

nach Applikation von monovalentem Dextran   O

nach Infusion von Macrodex/Rheomacrodex   O

Chargen-Nr. des monovalenten Dextrans: ....

          bzw. von Macrodex/Rheomacrodex: ....

frühere Applikation von Macrodex/Rheomacrodex   O

....
 Datum   Unterschrift
                                   des behandelnden Arztes

(3) Fragebogen im Studienabschnitt mit 20 ml Haptendextran

Klinik:————————————————————

Patientenname: ....:

Geburtstag: ....

Wohnort: ....
       PLZ!

Lfd.Nr.

Geb.tg.

PLZ

VORINJEKTION VON 20 ml HAPTEN-DEXTRAN

Geschlecht ——————————————————— männl. ① weibl. ②

Diagnosen ....

Operation ....

    Hapten-Dextran injiziert ——————————— Ja ① Nein ②

    Macrodex ——————————————————— Ja ① Nein ②

    Rheomacrodex ————————————————— Ja ① Nein ②

    and. Dextranpräp. ——————————————— Ja ① Nein ②

INDIKATION FÜR DEXTRANINFUSION

Schockbehandlung ——————————————— Ja ① Nein ②

Volumenersatz —————————————————— Ja ① Nein ②

Thromboseprophylaxe ——————————————— Ja ① Nein ②

Durchblutungsförderung ————————————— Ja ① Nein ②

    Infusionsstart: präop. ————————————— Ja ① Nein ②

                intraop. ———————————— Ja ① Nein ②

                postop. ———————————— Ja ① Nein ②

ANÄSTHESIE BEI INFUSIONSSTART

    Allgemeinnarkose ——————————————— Ja ① Nein ②

    Regionalanästhesie ——————————————— Ja ① Nein ②

    Lokalanästhesie ————————————————— Ja ① Nein ②

ZEICHEN EINER UNVERTRÄGLICHKEITSREAKTION AUF:

Hapten-Dextran ————————————————— Ja ① Nein ②

Dextran ————————————————————— Ja ① Nein ②

Wenn "Ja" bei einer der letzten Fragen, bitte 2. Blatt "Verdacht auf Unverträglichkeiten" ausfüllen!

............................/................... Datum:
Unterschrift des Arztes   Fachgebiet   Tag | Monat | Jahr

(4) Bei Verdacht auf UVR auszufüllender Fragebogen im Studienabschnitt mit 20 ml Haptendextran

```
Bei Verdacht auf Unverträglichkeiten

A. Blutproben
   Bei jedem Verdacht einer Unverträglichkeitsreaktion sollen Blutproben
   zur Bestimmung der dextranreaktiven Antikörper im Serum (DRA) sicherge-
   stellt werden.

   Probe A: Entscheidend ist eine Blutprobe des Patienten vor Gabe von Hap-
            ten-Dextran bzw. Dextran (Probe A). Oft findet sich eine Blut-
            probe im Labor bzw. in der Blutbank, die sichergestellt werden
            kann!

   Probe B: Die Probe B soll möglichst rasch nach der Unverträglichkeits-
            reaktion,

   Probe C: 5-14 Tage nach der Unverträglichkeitsreaktion entnommen werden.
            Es werden jeweils möglichst 10 ml Vollblut ohne Zusatz entnom-
            men, in ein normales Glas- oder Plastikröhrchen gegeben, be-
            schriftet und im Kühlschrank gelagert.

   Bei Unverträglichkeit informieren Sie bitte:

      Institut f. Chir. Forschung     Dr. Laubenthal 089/7095-4356 od. 70951
      Klinikum Großhadern                                          FK     291
      8000 München 70                    Dr. Jesch 089/7095-4492 FK     492
      Marchioninistr. 15              Prof. Messmer 089/7095-4350
                                      Anästh. Labor 089/7095-3424 Frl. Fischer

   Wir werden uns dann um die Abholung der Blutproben kümmern.

B. Bitte beantworten Sie die Fragen 1-9 vollständig:

   1. Die anaphylaktoiden Symptome traten auf nach

      Hapten-Dextran      ☐              Batch Nr. ...................
      Macrodex            ☐              Batch Nr. ...................
      Rheomacrodex        ☐              Batch Nr. ...................
      and. Dextranpräp.   ☐  ............ Batch Nr. ...................
                               (Name)

   2. Die Zeit zwischen Injektion bzw. Infusionsbeginn und Auftreten der
      Symptome betrug ⊔⊔⊔ min.

   3. Die ersten Symptome traten auf nach . ⊔⊔⊔ . ml.

   4. Hat der Patient früher Dextraninfusionen erhalten?
      Ja ☐      Nein ☐      unbekannt ☐

   5. Bestehen beim Patienten Allergien?
      Ja ☐      Nein ☐      unbekannt ☐      welche? ................

   6. Bestehen beim Patienten akute oder chronische Infektionen?
      Ja ☐      Nein ☐      unbekannt ☐

      Lokalisation, Erreger (Streptokokken, Pneumokokken, E.coli, Salmo-
      nellen, Klebsiellen)? ....................................

   7. Notieren Sie bitte alle Medikamente (mit Dosierungs- und Applikations-
      art) die im Zusammenhang mit der Dextraninfusion gegeben wurden (bitte
      Kopie des Narkoseprotokolls etc.beilegen).

      ..............................................................
      ..............................................................

   8. Genaue Beschreibung der Unverträglichkeitsreaktion (Anfangssymptome,
      Dauer, Verlauf):

      ..............................................................
      ..............................................................
      ..............................................................
```

(4) Bei Verdacht auf UVR auszufüllender Fragebogen im Studienabschnitt mit 20 ml Haptendextran

```
9. Therapeutische Maßnahmen (Medikamente, Dosierung etc.):
   ....................................................................
   ....................................................................
   ....................................................................




                         ..............................
                         Unterschrift des Arztes
```

```
                    Bitte nicht ausfüllen!


Schweregrad:                Datum          DRA-Titer   Kausalzusammenhang

    I            Blutprobe A ................ ..........       1
   II            Blutprobe B ................ ..........       2
  III            Blutprobe C ................ ..........       3
   IV
```

(5) Kartenvordruck zum Monitoring der Anwendung von 20 ml Haptendextran

PROMITGABE bei

____
(Initialen des Patienten)

vor Infusion von   Macrodex   O
                     Rheomacrodex   O

Unverträglichkeitsreaktion   ja   O

Wenn ja, bitte sofort Blut von **vor** der Reaktion sicherstellen und
Dr. med. H. Laubenthal benachrichtigen!

Tel.: 089/70 95-43 56/43 50

_________________________   _________________________
      Datum   Unterschrift

Anhang B: Tabellen

Tabelle 1a. UVR (nicht durch Dextran bedingt $\hat{=}$ Kausalität 3) nach Vorinjektion von Dx 1 und Erstinfusion von Dx 40/60

Lfd. Nr.	Pat.-Nr. Alter (J.) Geschlecht	Diagnose, Anamnese, Situation bei Infusion Dx 40/60	Symptome, Therapie	Schweregrad	DRA-Titer HA (Uppsala)
a) Studie mit 10 ml Dx 1					
1.	3179 40 m.	Kolonkarzinoid; intraoperativ Infusion Dx 60/300 ml	Flush, wiederholt Tachykardien und Hypotension auch bei Fentanylgabe	II	A 512 B 128
2.	3238 48 m.	Leistenhernie, allergische Diathese unbekannte Medikamente, bei Einleitung PDA: Infusion Dx 60/150 ml	Übelkeit, Hypotension, Bradykardie, Kopfschmerzen bei Einleitung PDA	II	A 32 B 32 C 32
3.	3229 59 m.	Rektumkarzinom, Mefoxitinallergie?; intraoperativ 45 min nach Infusion Dx 60/500 ml	Schock über 2 h, intraoperativ und bei Mefoxitingabe, Stunden später gleiche Reaktion auf Mefoxitin	III	A 256 B 16
4.	3292 82 w.	Apoplektischer Insult; wache Patientin, Infusion Dx 40/500 ml	$1^{1}/_{2}$ Tage nach Infusion Dx 40 großflächige Papeln an Stamm und proximale Extremitäten; mehrere Medikamente	I	A ∅ B 32 C 0
b) Studie mit 20 ml Dx 1					
5.	3222 18 m.	Unterschenkelfraktur; intraoperativ Infusion Dx 60; 500 ml	Rote Flecken an Gesicht und Oberkörper; *Th.*: Tavegil	I	A 1 B 1 C 16
6.	3223 46 m.	Operation Nierenarterienstenose, immunsuppressive Behandlung nach Nierentransplantation; intraoperativ Infusion Dx 60; 100 ml	Rötung Kopf; *Th.*: Infusionsstopp Dx 60	I	A 128 B 64 C 0
7.	3228 17 w.	Cholezystektomie; in Allgemeinanästhesie Infusion Dx 60; 350 ml	Mit Narkoseeinleitung, Rotfärbung Kopf, mäßiger BD-Abfall und Pulsanstieg; *Th.*: Infusionsstopp Dx	II	A 64 B 64 C 64

Tabelle 1a (Fortsetzung)

8.	3230 38 m.	Colitis ulcerosa; intraoperativ Infusion Dx 60; 250 ml	Roter Kopf, Tachykardie; *Th.*: Infusionsstopp Dx 60	I	A B C	32 64 32
9.	3236 55 m.	Infizierter femoropoplitealer Bypass; intraoperativ Infusion Dx 60; 500 ml	Rotes und schwitzendes Gesicht auch nach Infusionsende	I	A B C	64 ∅ 64
10.	3240 53 m.	Magenkarzinom; intraoperativ Infusion Dx 60; 500 ml	Roter Kopf, mäßige Hypotension und Tachykardie nach Infusion 500 ml Dx 60	I	A B	0 0
11.	3244 71 m.	Antrumkarzinom; intraoperativ Infusion Dx 60; 500 ml	Roter Kopf	I	A B	8 32
12.	3245 70 w.	Uteruskarzinom; intraoperativ Infusion Dx 60; 400 ml	Puls- und BD-Anstieg (!), rotes Gesicht, 7 Tage vorher Dx 1 und Dx 60 toleriert	I	A B C	32 32 0
13.	3248 73 m.	Nierentumor; intraoperativ Infusion Dx 60; 600 ml	Flush im Gesicht; *Th.*: nach 600 ml Infusionsstopp Dx 60 und Solu-Decortin	I	A B C	128 32 1
14.	3254 64 m.	Abdominales Aortenaneurysma, allergische Diathese unbekannte Medikamente, evtl. Pityriasis; intraoperativ Infusion Dx 60, 500 ml	10 min nach Operationsbeginn und nach Ende Infusion Dx 60: Flush an Kopf und Brust, BD-Abfall; *Th.*: Adrenalin, Solu-Decortin, Kalzium	III	A B	128 32
15.	3263 67 m.	Notoperation Karotisstenose; intraoperativ Infusion Dx 60; 300 ml	Kreislaufinstabilität vor, während und nach Infusion Dx 60; *Th.*: Adrenalin, Xylocain, Alupent, Dobutamin	III	A B	128 32
16.	3270 46 m.	Rektumkarzinom; intraintraoperativ Infusion Dx 60; 500 ml	Flush, Puls- und BD-Anstieg (!)	I	A B C	64 32 64
17.	3275 68 m.	Ureterstein, bei Spinalanästhesie; Infusion Dx 60; 500 ml	Hypotonie, Bradykardie, Übelkeit, Blässe, Armparesen, Somnolenz: Typische hohe Spinalanästhesie (!); *Th.*: Infusionsstopp Dx 60	III	A B C	32 0 0
18.	3276 73 m.	Abdominales Aortenaneurysma, Jodallergie; intraoperativ Infusion Dx 60; 1000 ml	2 h nach Infusion 1000 ml Dx 60: Quaddeln am Körper; dort Merfendesinfektion	I	A B	64 16
19.	3280 71 m.	Kardiakarzinom; intraoperativ Dx 60; 500 ml	Rötung Kopf in Seiten- und Kopftieflage, Tachykardie und BD-Abfall auch nach Ende Infusion Dx; *Th.*: Adrenalin, Prednisolon	II	A B C	∅ 16 2

Tabelle 1a. (Fortsetzung)

Lfd. Nr.	Pat.-Nr. Alter (J.) Geschlecht	Diagnose, Anamnese, Situation bei Infusion Dx 40/60	Symptome, Therapie	Schweregrad	DRA-Titer HA (Uppsala)
20.	3282 60 m.	Rektumkarzinom, Allergie: Nitrolacke, Schnellkleber; Asthma; intraoperativ Infusion Dx 60; 500 ml	Flush, Quaddeln an Kopf und Hals, Tachykardie, BD-Abfall; Besserung mit *Th.*: Kalzium, Solu-Decortin, ohne Stopp Dx-Infusion, 7 Monate vorher Dx 1 und Dx 60 toleriert	II	A 512 B 256
21.	3284 57 m.	Abdominales Aortenaneurysma, Sonnenallergie; intraoperativ Infusion Dx 60; 500 ml	Rötung Gesicht und Hals	I	A 128 B 128 C 64
22.	3296 60 m.	Nebennierentumor; intraoperativ Dx 60; 200 ml	Rötung Kopf	I	A 32 B 32 C 32
23.	3302 54 m.	Dupuytren-Operation, wacher Patient, Plexusanästhesie, Infusion Dx 60; 500 ml	Bei Beginn Infusion Dx Hustenanfall und Gesichtsrötung, später Dx toleriert ohne Reaktion	I	A 128 B 128 C 64
24.	3306 48 m.	Varikosis bds.; intraoperativ Infusion Dx 60; 500 ml	Quaddeln am nichtinfundierten Arm (!)	I	A 64 B 64 C 128
25.	3309 37 w.	Sprunggelenksfraktur; intraoperativ Infusion Dx 60; 500 ml; rothaarig (!)	Rötung und Quaddeln Gesicht und Hals	I	A 32 B 64 C 64
26.	3317 64 m.	Parotistumor; intraoperativ Infusion Dx 60; 500 ml	Nach Narkoseeinleitung BD-Abfall, dann erst Dx 1 und Dx 60 gegeben, fortbestehende Hypotonie und Zyanose	II	A 4 B 1
27.	3321 58 m.	Epigastrische Hernie; intraoperativ Infusion Dx 60; 500 ml	BD-Abfall, Bradykardie, Schwitzen nach Operations- und Infusionsbeginn; durch Therapie (O_2, Effortil, Atropin) sofortige Besserung ohne Infusionsstopp Dx 60	III	A 128 B 128 C 512
28.	3323 88 m.	Magenausgangsstenose; intraoperativ Infusion Dx 60; 500 ml	Bei instabilem Kreislauf BD-Abfall, Tachyarrhythmie, Rötung Thorax und Gesicht; *Th.*: Urbason, Effortil, Halothan ab; kein Stopp Dx 60 (!)	II	A 64 B 32 C 128

Tabelle 1a (Fortsetzung)

29.	3327 29 w.	Höckernase; Neigung zu Hypotonie; Allergie: Penicillin, Heuschnupfen; intraoperabei aufrechtem Oberkörper und nasaler Injektion Privin, Infusion Dx 60; 500 ml; 2 Jahre vorher Infusion Dx toleriert	Schwitzen, scharfer BD-Abfall, Bradykardie; *Th.*: Effortil, Adrenalin, Kopftief, Humanalbumin; kein Stopp Dx 60; Reaktion bedingt durch Lagerung, Privin und Anästhesie	III	A ∅ B 0
30.	3330 68 m.	Pylorusstenose; intraoperativ Infusion Dx 60; 100 ml	Scharfer BD-Abfall und Bradykardie nach 15 bis 20 min Infusion Dx 60; *Th.*: Stopp Dx 60, Atropin, O_2-Gabe	II	A 128 B 128 C 128
31.	3334 61 w.	Kieferhöhlenoperation; Allergie: Penicillin; bei Einleitung Allgemeinanästhesie Injektion Dx 1 und Infusion Dx 60; 20 ml	Bei Einleitung Allgemeinanästhesie BD-Abfall, Tachyarrhythmie; *Th.*: Stopp Dx 60; Albumin, O_2-Gabe, 20 mval KCl	II	A ∅ B 64 C 256 D 64
32.	3339 42 w.	Rückenmarktumor; bei Einleitung Allgemeinanästhesie Infusion Dx 60; 50 ml	Urtikaria, Erythem am Stamm; *Th.*: Stopp Dx 60;	I	A 64 B 32
33.	3340 86 w.	Schenkelhalsfraktur li., intraoperativ Infusion Dx 60; 75 ml	20 min nach 2. Palacosimplantation und nach Infusion 75 ml Dx 60: scharfer BD-Abfall, Bradykardie (!), Zyanose; *Th.*: Katecholamine, Kortikoide, Volumen; 50 min nach Operationsende erneute identische Reaktion ohne Infusion Dx	III	A 64 B 0 C 0
34.	3342 44 w.	Totalendoprothese li.; schwerste PCP; intraoperativ bei beginnender Hypotension und Palacosimplantation Infusion Dx 60; 30–50 ml	BD nicht meßbar, Bradykardie, Hautblässe; *Th.*: unter Beendigung Operation über 50 min medikamentöse und manuelle Reanimation erfolglos	IV	A 128

c) Monitoring bei Anwendung von Dx 1

35.	3345 78 m.	Schenkelhalsfraktur; Reaktion postoperativ $3^1/_2$ h nach Ende Infusion Dx 60; 500 ml	Schüttelfrost, Temperaturanstieg, BD-Anstieg; *Th.*: Dolantin, Antibiotika	II	A 64 B 32

Tabelle 1a. (Fortsetzung)

Lfd. Nr.	Pat.-Nr. Alter (J.) Geschlecht	Diagnose, Anamnese, Situation bei Infusion Dx 40/60	Symptome, Therapie	Schweregrad	DRA-Titer HA (Uppsala)	
36.	3346 33 m.	Magenkarzinom; Jodallergie; Zustand nach Hepatitis, Fettleber (Alkohol); Reaktion nach Infusion Dx 60; 500 ml; und bei Eröffnung Peritoneum	Tachykardie; *Th.*: Tagevil, Kalzium, Visken	II	A 128 B 128	
37.	3351 46 m.	Nierensteinzertrümmerung, Stoßwelle; Allergie: fraglich Valium, Lokalanästhesie; in Allgemeinanästhesie Infusion Dx 60; 200 ml	Flush, Tachyarrhythmie fortbestehend trotz Stopp Dx 60	II	A 128 B 0	
38.	3352 72 m.	Bridenileus; Allergie: Erdbeeren; intraoperativ Infusion Dx 60; 500 ml	Flush, kein Stopp Dx 60	I	A 256 B 64	
39.	3356 60 w.	Hiatushernie, Cholelithiasis; intraoperativ Infusion Dx 60; 150 ml	10 min nach Operationsbeginn BD-Abfall, Tachykardie, Flush; *Th.*: Tagamet, Urbason; Halothan reduziert; Stopp Dx 60	II	A 128 B 128 C 32	
40.	3357 73 w.	Cholelithiasis; kurz nach Operationsbeginn Infusion Dx 60; 30 ml	Scharfer BD-Abfall ohne Pulsänderung; *Th.*: Tagamet, Urbason, Volumensubstitution	III	A 0 B 0 C 64	
41.	3358 62 w.	Magenkarzinom; leicht erhöhte Temperatur; intraoperativ Infusion Dx 60; 40 ml	Flush; Puls- und BD-Anstieg; *Th.*: Stopp Dx 60	II	A 0 B 0 C 8	
42.	3360 78 w.	Schenkelhalsfraktur li.; in Spinalanästhesie intraoperativ Infusion Dx 60; 50 ml	Kurz nach Palacosimplantation BD nicht meßbar, Bradykardie, Zyanose; *Th.*: Herzmassage, Beatmung, Urbason, Katecholamine, Kalzium, Volumen, Stopp Dx 60	III (-IV)	A 8 B 0	
43.	3361 59 w.	Cholelithiasis; Allergie: Penicillin; intraoperativ Infusion Dx 60; 80 ml	Scharfer BD-Abfall ohne Pulsänderung; *Th.*: in 1 min erfolgreich: Stopp Dx 60, O_2-Gabe, Effortil, Volon A, Urbason, Volumen	III	A 16 B 0 C 32	

Tabelle 1a (Fortsetzung)

44.	3367	Diskusprolaps; intra-	BD-Abfall und Tachykar-	II	A	256
	70	operativ Infusion Dx 60;	die; trotz Weiterinfusion		B	64
	w.	500 ml	Dx 60 reversibel mit *Th.*:			
			Effortil, Albumin, Kopf-			
			tief; später ähnliche mas-			
			sivere Kreislaufreaktion			
			ohne Infusion Dx 60			

Tabelle 1b. UVR (nicht durch Dextran bedingt ≙ Kausalität 3) nach Vorinjektion von Dx 1 und Erstinfusion von Dx 40/60

Immunologische Befunde

Lfd. Nr.	Pat.-Nr.	Schwere-grad	DRA-Titer				
			DA (Wien)		IgG	IgM	IgA
a) Studie mit 10 ml Dx 1							
1.	3179	II	A	16	≤ 16	≤ 16	≤ 16
			B	0	16	4	0
2.	3229	III	A	16	256	32	16
			B	0	8	0	0
3.	3238	II	A	0	16	8	8
			B	0	0	0	0
			C	0	8	4	0
4.	3292	I	A	∅			
			B	0	0	0	0
			C	0	0	0	0
b) Studie mit 20 ml Dx 1							
5.	3222	I	A	4	32	16	8
			B	0	0	0	0
			C	0	8	32	8
6.	3223	I	A	64	128	64	64
			B	0	8	16	0
			C	4	16	16	8
7.	3228	II	A	4	256	8	16
			B	0	4	4	0
			C	4	32	32	16
8.	3230	I	A	16	32	32	32
			B	0	0	0	0
			C	4	16	16	8
9.	3236	I	A	16	64	64	32
			B	∅			
			C	0	32	32	32

Tabelle 1b (Fortsetzung)

Immunologische Befunde

Lfd. Nr.	Pat.-Nr.	Schwere-grad	DA (Wien)		DRA-Titer IgG	IgM	IgA
10.	3240	I	A	0	8	16	0
			B	0	0	8	0
			C	0	0	4	0
11.	3244	I	A	0	32	8	0
			B	0	0	0	0
12.	3245	I	A	0	0	4	0
			B	0	0	8	0
			C	0	2	32	0
13.	3248	I	A	128	512	≤ 128	≤ 128
			B	16	32	128	32
			C	16	64	64	32
14.	3254	III	A	8	32	16	4
			B	0	4	8	0
15.	3263	III	A	0	0	4	0
			B	0	0	4	0
16.	3270	I	A	0	8	4	0
			B	0	0	4	0
			C	0	0	8	8
17.	3275	III	A	0	2	32	0
			B	0	0	16	0
			C	0	0	8	0
18.	3276	I	A	0	4	16	4
			B	0	8	0	2
19.	3280	II	A	∅			
			B	0	8	0	8
			C	4	0	0	4
20.	3282	II	A	16	16	≤ 16	16
			B	8	0	0	8
21.	3284	I	A	4	8	8	.
			B	0	0	0	0
			C	8	16	8	8
22.	3296	I	A	0	0	0	0
			B	0	0	0	0
			C	0	0	0	0
23.	3302	I	A	128	256	256	≤ 128
			B	128	≤ 128	256	≤ 128
			C	32	64	128	64
24.	3306	I	A	16	64	≤ 16	≤ 16
			B	8	16	≤ 8	≤ 8
			C	32	64	128	64

Tabelle 1b (Fortsetzung)

25.	3309	I	A	4	$\leqslant 4$	4	16
			B	0	0	0	0
			C	32	$\leqslant 32$	64	$\leqslant 32$
26.	3317	II	A	16	128	32	$\leqslant 16$
			B	0	0	16	0
27.	3321	III	A	64	.	256	
			B	2	16	32	16
			C	64	512	128	$\leqslant 64$
28.	3323	II	A	16	$\leqslant 16$	32	$\leqslant 16$
			B	4	$\leqslant 4$	8	$\leqslant 4$
			C	4	$\leqslant 4$	16	$\leqslant 4$
29.	3327	III	A	$\emptyset$			
			B	0	0	0	0
30.	3330	III	A	32	128	$\leqslant 32$	$\leqslant 32$
			B	16	$\leqslant 16$	64	$\leqslant 16$
			C	8	16	$\leqslant 8$	$\leqslant 8$
31.	3334	II	A	$\emptyset$			
			B	16	32	32	$\leqslant 16$
			C	128	$\leqslant 128$	256	$\leqslant 128$
32.	3339	I	A	16	32	64	$\leqslant 16$
			B	2	$\leqslant 2$	4	2
33.	3340	III	A	32	$\leqslant 32$	32	$\leqslant 32$
			B	0	0	0	0
			C	4	$\leqslant 4$	8	$\leqslant 4$
34.	3342	IV	A	16	32	64	32

c) Monitoring der Anwendung von Dx 1

35.	3345	II	A	32	128	$\leqslant 32$	$\leqslant 32$
			B	4	$\leqslant 4$	4	$\leqslant 4$
36.	3346	II	A	16	32	16	$\leqslant 16$
			B	0	0	0	0
37.	3351	II	A	8	64	16	$\leqslant 8$
			B	0	0	0	0
38.	3352	I	A		nicht bestimmt		
			B				
39.	3356	II	A				
			B		nicht bestimmt		
			C				
40.	3357	III	A	0	0	0	0
			B	0	0	0	0
			C	32	$\leqslant 32$	$\leqslant 32$	$\leqslant 32$
41.	3358	III	A				
			B		nicht bestimmt		
			C				
42.	3360	III	A	32	64	$\leqslant 32$	$\leqslant 32$
		(-IV)	B	0	0	0	0

Tabelle 1b (Fortsetzung)

Immunologische Befunde

Lfd. Nr.	Pat.-Nr.	Schwere-grad	DRA-Titer			
			DA (Wien)	IgG	IgM	IgA
43.	3361	III	A 8	8	16	8
			B 0	0	0	0
			C 8	8	16	16
44.	3367	II	A	nicht bestimmt		
			B			

Tabelle 2a. UVR nach Vorinjektion von Dx 1 und Erstinfusion von Dx 40/60

Neurologische Symptomatik

Lfd. Nr.	Pat.-Nr. Alter (J.) Ge-schlecht	Diagnose, Anam-nese, Situation bei Inf. Dx 40/60	Symptome, Therapie	UVR	DRA-Titer HA (Uppsala)	Kau-sali-tät
a) Studie mit 10 ml Dx 1						
1.	3211 56 w.	Apoplektischer In-sult, Apoplexieherd im CT nachgewiesen; seit Jahrzehnten Autoimmunerkran-kung mit Kortison be-handelt; wache Pa-tientin Infusion Dx 40; 500 ml	30 min nach Ende der 3stündigen Infusion Schwindel, schwerer Kopf, Augentränen; keine Therapie; Symp-tome bei erneuter Ex-position wiederholbar	leicht	A 32 B 1 C 1	1
2.	3226 21 m.	Apoplektischer In-sult, Apoplexie im CT nachgewiesen; wacher Patient, Infu-sion Dx 40, 150 ml	Schweißausbruch; Tachy-kardie; *Th.*: Stopp Dx 40, Solu-Decortin	leicht	keine Seren	2
b) Monitoring der Anwendung von Dx 1						
3.	3348 87 w.	Verdacht auf apo-plektischen Insult; wache Patientin, In-fusion Dx 40; 150 ml	1 h nach Infusionsbe-ginn: BD-Anstieg; Tachy-kardie, Schüttelfrost, Schweißausbruch; *Th.*: Stopp Dx 40; Urbason	leicht	A 8192 B 256	1

Tabelle 2a (Fortsetzung)

4.	3359	AVL; bei Einleitung	3 min nach Gabe von	schwer	A 1	2
	63	Allgemeinanästhesie	Alloferin, Atropin, Ro-		B 0	
	m.	Infusion Dx 60;	hypnol, Dx 1 und Dx 60:			
		50 ml	Krampfen, Kammer-			
			flimmern, Zyanose; *Th.*:			
			Defibrillation, Herz-			
			massage, Alupent, Atro-			
			pin, O_2-Gabe; Patient			
			dann einige Stunden un-			
			auffällig, dann Lungen-			
			ödem; 1 Woche später			
			operiert, nach Operation			
			verstorben			

Tabelle 2b. UVR nach Vorinjektion von Dx 1 und Erstinfusion von Dx 40/60

Neurologische Symptomatik, Immunologische Befunde

Lfd. Nr.	Pat.-Nr.	UVR	DRA-Titer			
			DA (Wien)	IgG	IgM	IgA
1.	3211	leicht	A 4	16	16	8
			B 0	0	0	0
			C 0	0	4	0
2.	3226	leicht	keine Seren			
3.	3348	leicht	A 4096	8192	⩽ 4096	⩽ 4096
			B 1024	4096	⩽ 1024	⩽ 1024
			C 0	16	8	2
4.	3359	schwer	A 8	128	⩽ 8	32
			B 0	0	0	0
			C 8	32	16	64

Tabelle 3a. UVR nach Vorinjektion von Dx 1 und wiederholter Infusion von Dx 40/60

Lfd. Nr.	Pat.-Nr. Alter (J.) Ge- schlecht	Diagnose, Anamnese, Situation bei Infusion Dx 40/60	Symptome, Therapie	Schwere- grad	DRA- Titer HA (Uppsala)	Kau- sali- tät
a) Studie mit 10 ml Dx 1						
1.	3190 68 m.	Zustand nach Leisten- hernienoperation; einen Tag nach reaktionslos toleriertem Dx 1 und Dx 60 Infusion Dx 60; 100 ml bei wachem Pa- tienten	Übelkeit, Brechreiz, Appetitlosigkeit	I	A 64 B 1	3
2.	3200 43 w.	Mastopathie; allergi- sche Diathese auf unbe- kannte Medikamente; chronisches Asthma bronchiale; einen Tag nach reaktionslos tole- riertem Dx 1 und Dx 60 Infusion Dx 40 (mit Trental) wenige ml bei wacher Patientin	Status asthmaticus, Bewußtlosigkeit, spontaner Urinabgang; *Th.*: Stopp Dx 40, O_2-Beatmung	III	Seren nicht verwert- bar	2
b) Studie mit 20 ml Dx 1						
3.	3241 45 w.	Zustand nach Meningiom- operation; intraoperativ Dx 1 und Dx 60 reak- tionslos toleriert; dann täglich Infusion Dx 40; 500 ml	Jeweils Gesichtsrö- tung, Beklemmung, Tachykardie	I	A ∅ B 0	3

Tabelle 3b. UVR nach Vorinjektion von Dx 1 und wiederholter Infusion von Dx 40/60

Immunologische Befunde

Lfd. Nr.	Pat.-Nr.	Schwere- grad	HA (Wien)	← DRA-Titer → IgG	IgM	IgA	Kau- sali- tät
a) Studie mit 10 ml Dx 1							
1.	3190	I	A 4 B 0	8 0	8 0	16 0	3
2.	3200	III	Seren nicht verwertbar				2
b) Studie mit 20 ml Dx 1							
3.	3241	I	A ∅ B 4	16	4	8	3

Tabelle 4a. DIAR nach Vorinjektion von 10 ml Dx 1 und Erstinfusion von Dx 40/60

Lfd. Nr.	Pat.-Nr. Alter (J.) Geschlecht	Diagnose, Anamnese, Situation bei Infusion Dx 40/60	Symptome, Therapie	Schweregrad	DRA-Titer HA (Uppsala)	Kausalität
1.	3172 48 m.	Notthorakotomie, Abszeß bei Ösophaguskarzinom; intraoperativ Infusion Dx 60; 500 ml	Flush im Gesicht	I	A 16 B 16 C 256	1
2.	3174 72 m.	Adenocarcinoma ventriculi; intraoperativ Infusion Dx 60; 500 ml	Flush am Hals und Gesicht, gleichzeitig 0,7 mg Fentanyl	I	A 16 B 0	2
3.	3178 33 w.	Sectio caesarea; intraoperativ Infusion Dx 60; 50 ml	Tachykardie, Flush im Gesicht, BD-Abfall auf 7,5 mg DHB; *Th.*: 0,5 g Kalzium, Infusionsstopp Dx 60	I	A 524 288 B 1024	1
4.	3182 30 m.	Pankreaszyste; präoperativ Infusion Dx 60; 300 ml	Intraoperativ Flush, Tachykardie, BD-Abfall bei Zysteneröffnung; *Th.*: Kalzium, Tavegil, Infusionsstopp Dx 60	I	A 512 B 256	2
5.	3184 53 w.	Sigmakarzinom; intraoperativ Infusion Dx 60; 250 ml	Flush im Gesicht und Thorax, auch Gabe von Fentanyl und Pancuronium; *Th.*: Infusionsstopp Dx 60	I	A ∅ B 1	2
6.	3187 62 w.	Karotisstenose, Allergie gegen Pflaster; intraoperativ Infusion Dx 60; 10 ml	BD-Abfall und Tachykardie, gleichzeitig auch NPN; *Th.*: Infusionsstopp Dx 60	II	∅	2
7.	3188 63 m.	Kolonpolyp; intraoperativ Infusion Dx 40 oder Dx 60; 150 ml	Flush; *Th.*: Infusionsstopp	I	∅	1
8.	3198 54 w.	Cholezystektomie, Kontrastmittelallergie; nach Narkoseeinleitung Infusion Dx 60; 20 ml	Bradyarrhythmie ohne Hypotension; *Th.*: Atropin Infusionsstopp Dx 60	II	∅	1
9.	3204 47 w.	Magenpolyp; intraoperativ Infusion Dx 60; 20 ml	Flush im Gesicht; *Th.*: Infusionsstopp Dx 60	I	A ∅ B 128 C 512	2
10.	3205 56 m.	Rippentumor; intraoperativ Infusion Dx 60; 500 ml	Flush	I	A 64 B 1 C 0	1

Tabelle 4a (Fortsetzung)

Lfd. Nr.	Pat.-Nr. Alter (J.) Geschlecht	Diagnose, Anamnese, Situation bei Infusion Dx 40/60	Symptome, Therapie	Schweregrad	DRA-Titer HA (Uppsala)	Kausalität
11.	3206 16 w.	Fixateur externe, Unterschenkel, Pflasterallergie; in Allgemeinanästhesie vor Operation Infusion Dx 60; 55 ml	Scharfer BD-Abfall, Tachykardie, Flush; *Th.*: Infusionsstopp Dx 60, Solu-Decortin, Adrenalin	III	A 512 B 0 C 128	1
12.	3218 54 w.	Uteruskarzinom; bei Operationsbeginn Infusion Dx 60; 150 ml	Mäßige Hypotension, Tachykardie, Koinzidenz mit Operationsbeginn; *Th.*: Infusionsstopp Dx 60	II	A 64 B 32 C 16	1
13.	3235 55 w.	Rektumkarzinom; intraoperativ Infusion Dx 60; 170 ml	Puls und BD kurzfristig nicht tast- und meßbar; rasche Normalisierung nach *Th.*: Infusionsstopp Dx 60; PPL-Infusion, Effortil	III	A 64 B 0 C 64	1

Tabelle 4b. DIAR nach Vorinjektion von 10 ml Dx 1 und Erstinfusion von Dx 40/60

Immunologische Befunde

Lfd. Nr.	Pat.-Nr.	Schweregrad	DA (Wien)	IgG	IgM	IgA	Kausalität
1.	3172	I	A 32 B 32 C 16	128 64 64	$\leqslant 32$ $\leqslant 32$ 128	$\leqslant 32$ $\leqslant 32$ 64	1
2.	3174	I	A 16 B 0	256 0	64 16	128 0	2
3.	3178	I	A $\geqslant 2048$ B 1024	$\geqslant 2048$ 1024	$\geqslant 2048$ $\leqslant 1024$	$\geqslant 2048$ 1024	1
4.	3182	I	A 128 B 0	512 128	$\leqslant 128$ 32	256 32	2
5.	3184	I	Ø				2
6.	3187	II	Ø				2
7.	3188	I	Ø				1
8.	3198	II	Ø				1

Tabelle 4b (Fortsetzung)

9.	3204	I	A	∅				
			B	32	256	64	128	2
			C	32	128	32	128	
10.	3205	I	A	8	64	32	32	1
			B	0	32	16	8	
			C	0	32	16	32	
11.	3206	III	A	1024	4096	1024	1024	1
			B	64	1024	64	256	
			C	256	256	256	256	
12.	3218	II	A	4	512	64	64	1
			B	0	64	32	16	
			C	64	256	64	128	
13.	3235	III	A	64	2048	16	16	1
			B	16	128	0	0	
			C	0	32	8	4	

Tabelle 5a. DIAR nach Vorinjektion von 20 ml Dx 1 und Erstinfusion von Dx 40/60

Lfd. Nr.	Pat.-Nr. Alter (J.) Geschlecht	Diagnose, Anamnese, Situation bei Infusion Dx 40/60	Symptome, Therapie	Schweregrad	DRA-Titer HA (Uppsala)	Kausalität
1.	3217 38 w.	Varikosis bds. Atopien: Heuschnupfen, Kontrastmittel; vor Narkose Infusion Dx 60; 50 ml	Frierreaktion, Pulsanstieg, Palmarerythem; *Th.*: Stopp Dx 60	I	A 16 B 0	1
2.	3219 45 w.	Ulcus duodeni, Allergie: Erdbeeren, Aprikosen; Alkoholanamnese, Fettleber; in Allgemeinanästhesie Infusion Dx 60; 400 ml	Flush; *Th.*: Stopp Dx 60, Kalzium, Tavegil	I	A 128 B 64 C 16	1
3.	3220 76 m.	Prostataadenom; positive Lues- und HB-Ak-Reaktion; in Spinalanästhesie Infusion Dx 60; 100 ml	Flush an Gesicht und Hals; *Th.*: Stopp Dx 60, Solu-Decortin, Tavegil	I	A 32 B 1 C 16	2
4.	3243 34 w.	Sterilisation postpartal; Allergie: Chloramphenicol; intraoperativ Infusion Dx 60; 100 ml	Erythem im Gesicht, fragliche Tachykardie; *Th.*: Stopp Dx 60	I	A ∅ B 32 C 64	1

Tabelle 5a (Fortsetzung)

Lfd. Nr.	Pat.-Nr. Alter (J.) Geschlecht	Diagnose, Anamnese, Situation bei Infusion Dx 40/60	Symptome, Therapie	Schweregrad	DRA-Titer HA (Uppsala)	Kausalität
5.	3252 59 m.	AVL Stadium III a. iliaca; Allergie: Penicillin, Pflaster; in Allgemeinanästhesie Infusion Dx 60; 500 ml	BD-Abfall, Schwitzen mit Narkosebeginn, Erythem am Stamm; *Th.*: Adrenalin, Kalzium	I	A 128 B 2 C 128	1
6.	3256 56 w.	AVL Stadium III, A. femoralis; Allergie: Pflaster; in Allgemeinanästhesie Infusion Dx 60; 400 ml	Urtikaria am Stamm; Glottisödem postoperativ *Th.*: Stopp Dx 60, Urbason, Tavegil	I	A 256 B 64 C 64	2
7.	3257 67 w.	Hallux valgus bds.; in PDA Infusion Dx 60; 500 ml	Erythem an Hals, Brust und Ohren; *Th.*: Tavegil	I	A 64 B 1 C 0	1
8.	3259 38 w.	Bridenileus und Bauchwandabszeß nach Hysterektomie; intraoperativ Infusion Dx 60; 10 ml	Bronchospasmus, scharfer BD-Abfall, Tachykardie, Zyanose, Erythem an Stamm und Gesicht; *Th.*: Urbason, Euphyllin, Volumensubstitution, Kalzium	III	A 524288 B 256 C 256	1
9.	3264 46 w.	Polyposis nasi; fragl. Stauballergie; in Allgemeinanästhesie Infusion Dx 60; 50 ml	Rötung infundierte Hand, Extrasystolen; *Th.*: Stopp Dx 60	I	A 16 B 0	2
10.	3265 32 m.	Varicosis rechtes Bein; Neigung zu Hypotonie; wacher Patient, Infusion Dx 60; 50 ml	Übelkeit, Blässe, Schweißausbruch, mäßiger BD-Abfall; *Th.*: Stopp Dx 60; Kopftieflage	II	A Ø B 32 C 64	2
11.	3266 67 m.	Varikosis bds.; intraoperativ Infusion Dx 60; 400 ml	Urtikaria am infundierten Arm und an der Brust; *Th.*: Stopp Dx 60	I	A 512 B 128	2
12.	3271 27 w.	Kreuzbandriß Knie; fragliche Allergie: Resochin, Penicillin; intraoperativ Infusion Dx 60; 300 ml	Flush an Hals und Gesicht; *Th.*: Stopp Dx 60, Kalzium, Tavegil, DHB	I	A 128 B 0 C 128	1
13.	3281 20 m.	Hämarthrose rechtes Knie; Allergie unbekanntes Agens; wacher Patient Infusion Dx 60; 20 ml	Exanthem Oberkörper und Arme, Konjunktivitis; *Th.*: Stopp Dx 60; erneutes Exanthem nach Valium und Spinalanästhesie	I	A 32 B 32 C 64	2

Tabelle 5a (Fortsetzung)

14.	3291 42 w.	Uterus myomatosus chronisch asthmoide Bronchitis; wache Patientin, Infusion Dx 60; 500 ml (zwischenzeitlich Stopp)	Dyspnoe, Hautödem; *Th.*: zunächst Stopp, dann weiter Infusion Dx 60, Euphyllin; bei Beginn Allgemeinanästhesie: Bronchospastik, Bigeminus	II	A	16384	1
					B	2048	
					C	256	
					D	16384	
					E	65536	
15.	3293 65 w.	Koxarthrose, Totalendoprothese; intraoperativ in Spinalanästhesie Infusion Dx 60; 5 ml; gleichzeitig Gabe von Valium, Gelifundol	Übelkeit, Brechreiz, *Th.*: Stopp Dx 60	I	A	128	2
					B	32	
					C	128	
16.	3295 40 w.	Aneurysma Zerebralarterie; in Allgemeinanästhesie Infusion Dx 60; 150 ml	Tachykardie nach Beginn Narkose, generalisiertes Erythem; *Th.*: Stopp Dx 60, Kalzium	I	A	$\emptyset$	2
					B	1	
17.	3299 69 m.	Pankreaskopfkarzinom, Hypernephrom; intraoperativ Infusion Dx 60; 500 ml	Exanthem und Quaddeln am Stamm; mäßige Hypotonie nach Narkoseeinleitung	I	A	256	1
					B	1	
18.	3300 58 w.	Uteruskarzinom, Allergie: Erdbeeren; bei Vorbereitung PDA Injektion von 16 ml Dx 1 und Infusion Dx 60; 60 ml	Übelkeit, Rötung Gesicht, Rücken; Zyanose, Dyspnoe, Tachykardie, BD-Abfall bis nicht meßbar; *Th.*: Stopp Dx 60, Kortison, Euphyllin, Tavegil, Volumensubstitution	III	A	256	1
					B	4	
					C	0	
					D	64	
19.	3312 70 m.	Leistenhernie; während Spinalanästhesie Infusion Dx 60; 20 ml; 9 Monate vorher Dx 1 und Dx 60 toleriert	Während Spinalanästhesie Dyspnoe; *Th.*: Euphyllin, Stopp Dx 60	II	A	256	2
					B	32	
20.	3324 43 m.	Pankreaskarzinom; Allergie auf Bienenstiche; in Allgemeinanästhesie Infusion Dx 60; 80 ml	Rötung Gesicht und Hals; mäßiger BD-Abfall und Pulsanstieg; *Th.*: Stopp Dx 60; Urbason	II	A	256	2
					B	64	
					C	256	
21.	3326 19 m.	Unterarmfraktur; Allergie auf Penicillin; wacher Patient, Infusion Dx 60; 300 ml	Schwindel, Hitzegefühl; *Th.*: Stopp Dx 60	I	A	128	2
					B	16	
					C	512	
					D	256	

Tabelle 5a (Fortsetzung)

Lfd. Nr.	Pat.-Nr. Alter (J.) Geschlecht	Diagnose, Anamnese, Situation bei Infusion Dx 40/60	Symptome, Therapie	Schweregrad	DRA-Titer HA (Uppsala)	Kausalität
22.	3329 68 m.	Leistenhernie; häufig schwere asthmatische Anfälle; wacher Patient Infusion Dx 60; 40 ml	Bronchospastik; generalisiertes Erythem; mäßiger BD-Abfall und Pulsanstieg; *Th.*: Berotec, Bricanyl, Solu-Decortin, Volumensubstitution, Stopp Dx 60	II	A 256 B 64 C 256	1
23.	3333 51 m.	Achillessehnenruptur; Raucherbronchitis; intraoperativ Infusion Dx 60; 350 ml	Bronchospastik (erhöhter Beatmungsdruck); *Th.*: Stopp Dx 60; Euphyllin	II	A 256 B 0	1
24.	3341 49 m.	Angiographie A. carotis; kurz nach Einleitung Allgemeinanästhesie Infusion Dx 60; 50 ml; rothaariger Patient	Generalisiertes Exanthem; *Th.*: Stopp Dx 60	I	A 256 B 64	2

Tabelle 5b. DIAR nach Vorinjektion von 20 ml Dx 1 und Erstinfusion von Dx 40/60

Immunologische Befunde

Lfd. Nr.	Pat.-Nr.	Schweregrad	DA (Wien)		IgG	IgM	IgA	Kausalität
1.	3217	I	A	16	64	64	32	1
			B	0	0	0	0	
2.	3219	I	A	64	1024	256	256	1
			B	0	0	0	0	
			C	0	16	4	8	
3.	3220	I	A	4	128	16	8	2
			B	0	16	8	0	
			C	4	32	32	32	
4.	3243	I	A	∅				1
			B	∅	kein Serum mehr!			
			C	64	128	128	64	
5.	3252	I	A	32	64	128	< 32	1
			B	2	16	64	8	
			C	2	8	16	0	
6.	3256	I	A	64	128	.	< 64	2
			B	32	64	64	< 32	
			C	0	8	32	2	

Tabelle 5b (Fortsetzung)

7.	3257	I	A	16	2048	32	$\leqslant 16$	1
			B	0	256	16	0	
			C	32	$\leqslant 32$	32	$\leqslant 32$	
8.	3259	III	A	8192	16384	$\leqslant 8192$	16384	1
			B	128	$\geqslant 2048$	256	1024	
			C	128	1024	256	256	
9.	3264	I	A	8	16	16	16	2
			B	0	0	0	0	
10.	3265	II	A	$\emptyset$				2
			B	0	0	0	0	
			C	0	32	16	16	
11.	3266	I	A	8	128	16	$\leqslant 8$	2
			B	0	32	8	0	
12.	3271	I	A	64	128	256	$\leqslant 64$	1
			B	0	16	2	0	
			C	32	64	64	$\leqslant 32$	
13.	3281	I	A	32	32	$\leqslant 32$	16	2
			B	8	16	$\leqslant 8$	16	
			C	16	$\leqslant 16$	16	16	
14.	3291	II	A	2048	> 2048	> 2048	> 2048	1
			B	512	512	2048	1024	
			C	64	64	128	0	
			D	4096	8192	> 8192	4096	
			E	4096	4096	$\geqslant 4096$	> 4096	
15.	3293	I	A	8	8	16	0	1
			B	0	8	8	4	
			C	4	8	8	4	
16.	3295	I	A	$\emptyset$				2
			B	0	0	0	0	
17.	3299	I	A	128	$\geqslant 2048$	$\leqslant 128$	$\leqslant 128$	1
			B	0	0	0	0	
18.	3300	III	A	32	$\geqslant 2048$	$\leqslant 32$	256	1
			B	0	0	0	0	
			C	32	64	$\leqslant 32$	$\leqslant 32$	
			D	2	8	8	16	
19.	3312	II	A	0	32	16	16	2
			B	0	32	8	8	
20.	3324	II	A	64	128	$\leqslant 64$	128	2
			B	8	32	16	16	
			C	32	64	$\leqslant 32$	$\leqslant 32$	
21.	3326	I	A	8	16	32	16	2
			B	0	0	0	0	
			C	4	16	8	8	
22.	3329	II	A	16	256	32	$\leqslant 16$	1
			B	4	64	32	16	
			C	64	$\leqslant 64$	128	$\leqslant 64$	
23.	3333	II	A	16	$\leqslant 16$	32	$\leqslant 16$	1
			B	0	0	0	0	
24.	3341	I	A	4	8	$\leqslant 4$	$\leqslant 4$	2
			B	0	0	0	0	

Tabelle 6a. DIAR nach Vorinjektion von 20 ml Dx 1 und Erstinfusion von Dx 40/60 beim Monitoring der Anwendung von Dx 1

Lfd. Nr.	Pat.-Nr. Alter (J.) Geschlecht	Diagnose, Anamnese, Situation bei Infusion Dx 40/60	Symptome, Therapie	Schweregrad	DRA-Titer HA (Uppsala)	Kausalität
1.	3347 37 m.	Ureterstein; Allergie auf Bactrim und Kontrastmittel; in Allgemeinanästhesie Infusion Dx 60; 50 ml	Starker BD-Abfall, Tachykardie, Zyanose, Lidödeme; *Th.*: Stopp Dx 60; Adrenalin, Kalzium, Neosynephrine, Solu-Decortin, nach wenigen min erfolgreich	III	A 524288 B 1024 C 256 D 128	1
2.	3355 51 m.	Nierentumor; während Allgemeinanästhesie Infusion Dx 60; 200 ml	Flush, mäßiger BD-Abfall und Tachykardie wohl auch anästhiebedingt; *Th.*: Stopp Dx 60; Tavegil	II	A 16 B 0 C 64	2
3.	3362 62 m.	Magenkarzinom; Heuschnupfen; intraoperativ Infusion Dx 60; 500 ml	Flush an Gesicht und Händen	I	A 2 B 16 C 16	2
4.	3366 71 m.	Rektumkarzinom; intraoperativ Infusion Dx 60; 500 ml	Flush	I	A 64 B 0 C 64	2

Tabelle 6b. DIAR nach Vorinjektion von 20 ml Dx 1 und Erstinfusion von Dx 40/60 beim Monitoring der Anwendung von Dx 1

Immunologische Befunde

Lfd. Nr.	Pat.-Nr.	Schweregrad	DRA-Titer DA (Wien)	IgG	IgM	IgA	Kausalität
1.	3347	III	A 2048 B 2048 C 16	$\geqslant$ 8192 128	$\leqslant$ 2048 $\leqslant$ 2048 $\leqslant$ 16	8192 2048 128	1
2.	3355	II	nicht bestimmt				2
3.	3362	I	nicht bestimmt				2
4.	3366	I	A 0 B 0 C 0	0 0 0	0 0 0	0 0 0	2

Tabelle 7a. UVR (nicht durch Dextran bedingt $\hat{=}$ Kausalität 3) nach Injektion von 20 ml Dx 1

Lfd. Nr.	Pat.-Nr. Alter (J.) Geschlecht	Diagnose, Anamnese, Situation bei Injektion Dx 1	Symptome Therapie	Klassifikation	DRA-Titer HA (Uppsala)	
1.	3242 38 m.	Diskusprolaps HWS; in Allgemeinanästhesie dem hypotonen Patienten Effortil und Dx 1, 20 ml injiziert	Rötung der Extremitäten; Dx 60 dann toleriert	A	A B	64 16
2.	3302 54 m.	Dupuytren li.; in Plexusanästhesie Injektion Dx 1; 20 ml	Hustenanfall, Gesichtsrötung bei Senkung des Operationstisches; Dx 60 toleriert	A	A B C	128 128 64
3.	3309 37 w.	Sprunggelenksfraktur; rothaarige Patientin; bei Einleitung Allgemeinanästhesie Injektion Dx 1; 20 ml	Rötung Gesicht und Hals; Dx 60 toleriert	A	A B C	32 64 64
4.	3317 64 m.	Parotistumor; wegen narkosebedingter Hypotonie Injektion Dx 1; 20 ml und Infusion Dx 60	Zyanotische Gesichtsfarbe vor und auch nach Dx 1	A	A B	4 1
5.	3322 46 w.	Mammatumor; intraoperativ Injektion Dx 1; 20 ml	Flush, geringes Ödem; Dx 60 toleriert	A	A $B_1{}^a$ $B_2{}^a$ C	32 32 0 0
6.	3325 66 m.	Varikosis li. Bein; vor Einleitung Allgemeinanästhesie Injektion Dx 1; 20 ml; keine Reaktion	Nach Einleitung Allgemeinanästhesie: Rötung Oberkörper, Pulsanstieg, Arrhythmie; *Th.*: Tavegil	A_2	A B C	0 0 64
7.	3334 61 w.	Kieferhöhlenoperation; Allergie: Penicillin; bei Einleitung Allgemeinanästhesie Injektion Dx 1; 20 ml und Infusion Dx 60; 20 ml	Bei Einleitung Allgemeinanästhesie: BD-Abfall, Tachyarrhythmie; *Th.*: Stopp Dx 60, Albumin, O_2-Gabe, 20 mval KCl	C_1	A B C D	$\emptyset$ 64 256 64

[a] B_1 = nach Dx 1; B_2 = nach Dx 60, 500 ml

Tabelle 7b. UVR (nicht durch Dextran bedingt $\hat{=}$ Kausalität 3) nach Injektion von 20 ml Dx 1

Immunologische Befunde

Lfd. Nr.	Pat.-Nr.	Klassi-fikation	DRA-Titer			
			DA (Wien)	IgG	IgM	IgA
1.	3242	A	A 8	16	32	16
			B 4	16	16	16
2.	3302	A	A 128	256	256	$\leqslant$ 128
			B 128	.	256	$\leqslant$ 128
			C 32	64	128	64
3.	3309	A	A 4	.	4	16
			B 0	0	0	0
			C 32	.	64	$\leqslant$ 32
4.	3317	A	A 16	128	32	$\leqslant$ 16
			B 0	0	16	0
5.	3322	A	A 32	64	32	$\leqslant$ 32
			B_1[a] 16	64	16	16
			B_2[a] 0	0	8	0
			C 16	$\leqslant$ 16	32	$\leqslant$ 16
6.	3325	A_2	A 16	32	$\leqslant$ 16	$\leqslant$ 16
			B 8	16	$\leqslant$ 8	$\leqslant$ 16
			C 8	32	16	16
7.	3334	C_1	A $\emptyset$			
			B 16	32	32	$\leqslant$ 16
			C 128	$\leqslant$ 128	256	$\leqslant$ 128
			D 64	64	128	64

[a] B_1 = nach Dx 1; B_2 = nach Dx 60, 500 ml

Tabelle 8a. UVR nach Vorinjektion von Dx 1 (Kausalität 1 und 2)

Lfd. Nr.	Pat.-Nr. Alter (J.) Ge-schlecht	Diagnose, Anam-nese, Situation bei Injektion Dx 1	Symptome, Therapie	Klas-sifika-tion	DRA-Titer HA (Uppsala)	Kau-sali-tät
a) Studie mit 10 ml Dx 1						
1.	3197 54 w.	Cholelithiasis; Al-lergie: Pflaster, ver-schiedene Medika-mente, Lokalanäs-thesie, Orangen, Erdbeeren, Seife, Waschmittel; wache Patientin Injektion Dx 1; 3 ml	Puls und BD kurzfri-stig nicht meßbar, Übelkeit, Hitzege-fühl; *Th.*: Katechola-mine, Stopp Dx 1	C_3	A 32 B_1 16[a] C 128	1

Tabelle 8a (Fortsetzung)

b) Studie mit 20 ml Dx 1

2.	3261 71 m.	Rektumkarzinom; wacher Patient, In- jektion Dx 1; 3,5 ml	Flush, Augentränen, -rötung, Atemnot, BD-Anstieg (!), nach 5–10 min Normali- sierung; *Th.*: Solu- Decortin, Stopp Dx 1	D	A B_1 C	$\emptyset$ 64^a 64	1
3.	3283 81 w.	Magenkarzinom; wache Patientin, In- jektion Dx 1; 20 ml	Flush; BD-Anstieg (!), Bradykardie, Übel- keit	D	A B_1 C	512 256^a 64	1
4.	3307 38 m.	Varikozele; wacher Patient vor PDA- applikation, Injek- tion Dx 1; 20 ml	Unwohlsein; *Th.*: O_2-Gabe	E	A B_1	16 0^a	1
5.	3311 32 m.	Rückenmarktumor, Allergie: Hausstaub, Milben; während All- gemeinanästhesie Injektion Dx 1; 20 ml	Quaddeln, Flush, Tachykardie, mä- ßiger BD-Abfall; *Th.*: Kalzium; an- schließend Dx 60 toleriert	A_1	A B	32 0	1
6.	3316 60 m.	Hirntumor; wacher Patient, Injektion Dx 1; 13 ml	Flush, Hitzegefühl; Dx 60 anschließend toleriert	A	A B_1 B_2 C	512 0^a 1^a 64	1
7.	3318 53 m.	Karotisstenose; Al- lergie: Nitrofuran- toin; in Allgemein- anästhesie Injektion Dx 1; 20 ml; 2 Mo- nate vorher 2mal Dx 1 und Dx tole- riert (!)	Gesichtsrötung; mäßiger BD-Abfall eher narkosebedingt; anschließend Dx 60 toleriert	A	A B_1 B_2 C	$\emptyset$ 16^a 16^a 256	2
8.	3319 54 m.	AVL Stadium IV; während Allgemein- anästhesie Injektion Dx 1; 20 ml	Rötung am Arm durch Injektion; an- schließend Dx 40 toleriert	A	A B	256 64	1
9.	3332 68 m.	Cholelithiasis; wäh- rend Einleitung All- gemeinanästhesie Injektion Dx 1; 20 ml	Hitzegefühl, Übel- keit, Atemnot, Flush, Puls- und BD-Anstieg (!), Ar- rhythmie; *Th.*: Vo- lumensubstitution, Volon A	D	A B	512 256	2

c) Monitoring der Anwendung von Dx 1

10.	3364 59 w.	Hörsturz; wache Patientin Injektion Dx 1; 2mal 1 ml	Hitzegefühl, Kalt- schweiß	E	C	0	1

[a] $B_1 \triangleq$ nach Dx 1; $B_2 \triangleq$ nach Dx 40/60

Tabelle 8b. UVR nach Vorinjektion von Dx 1 (Kausalität 1 und 2)

Immunologische Befunde

Lfd. Nr.	Pat.-Nr.	Klassi-fikation	DRA-Titer					Kau-sali-tät
			DA (Wien)		IgG	IgM	IgA	
a) Studie mit 10 ml Dx 1								
1.	3197	C_3	kein Serum					1
b) Studie mit 20 ml Dx 1								
2.	3261	D	A	$\emptyset$				
			B	64	256	64	64	1
			C	64	128	$\leqslant 64$	$\leqslant 64$	
3.	3283	D	A	128	512	.	256	1
			B	32	512	64	256	
			C	16	256	$\leqslant 16$	256	
4.	3307	E	A	16	32	32	$\leqslant 16$	1
			B	8	16	$\leqslant 8$	$\leqslant 8$	
5.	3311	A_1	A	0	4	8	4	1
			B	0	0	4	0	
6.	3316	A	A	512	1024	$\leqslant 512$	$\leqslant 512$	1
			$B_1{}^a$	128	1024	$\leqslant 512$	$\leqslant 128$	
			$B_2{}^a$	16	16	32	$\leqslant 16$	
			C	16	16	32	$\leqslant 16$	
7.	3318	A	A	$\emptyset$				1
			B	8	32	128	16	
			C	64	$\leqslant 64$	64	$\leqslant 64$	
8.	3319	A	A	16	32	64	32	1
			B	0	2	32	0	
9.	3332	D	A	256	1024	512	$\leqslant 256$	2
			B	256	1024	$\leqslant 256$	$\leqslant 256$	
c) Monitoring der Anwendung von Dx 1								
10.	3364	E	C	0	0	0	0	1

[a] B_1 = nach Dx 1; B_2 = nach Dx 60; 500 ml

Literatur

1. Åberg M (1979) The antithrombotic effect of dextran. Scand J Hematol [Suppl] 34:61–69
2. Åberg B, Bloom WL, Hannson E (1961) Gastro-intestinal excretion of dextran C^{14}. Acta Physiol Scand 52:188–194
3. Åberg M, Hedner U, Bergentz SE (1979) Effect of dextran on factor VIII (antihemophilic factor) and platelet function. Ann Surg 189:243–273
4. Ahnefeld FW, Kilian J (1981) Stellungnahme zur Arbeit von E. Waldhausen, B. Marquardt und U. Helms „Erfahrungen aus 31 anaphylaktoiden Reaktionen". Anaesthesist 30:421–425
5. Ahnefeld' FW, Fischer F, Frey R, Kilian J, Schöning B (1979) Der Infusionszwischenfall nach künstlichen Plasmasubstituten im Meldekollektiv der Arzneimittelkommission. Medizinische Problematik, Prophylaxe und Soforttherapie. Anaesthesist 28:207–220
6. Altmann DG (1980) Statistics and ethics in medical research. Study design. Br Med J 281:1267–1269
7. Ammon R (1963) Das Vorkommen von Dextranase im menschlichen Gewebe. Enzymol Biol Clin 25:245–251
8. Arturson G, Granath K, Thoren L, Wallenius G (1964) The renal excretion of low molecular weight dextran. Acta Chir Scand 127:543–551
9. Bailey G, Strub RL, Klein RC, Salvaggio J (1967) Dextran-induced anaphylaxis. JAMA 200:889–891
10. Bauer A, Östling G (1970) Dextran-induced anaphylactoid reactions in connection with surgery. Acta Anaesthesiol Scand [Suppl] 37:182–185
11. Becker EL, Austen KF (1976) Anaphylaxis. In: Miescher PA, Müller-Eberhard HJ (eds) Textbook of immunopathology, 2nd edn. Grune & Stratton, New York, pp 117–135
12. Beez M, Dietl H (1979) Retrospektive Betrachtung der Häufigkeit anaphylaktoider Reaktionen nach Plasmasteril^R und Longasteril^R. Infusionsther Klin Ernaehr 6:23–26
13. Bergentz SE (1978) Dextran in the prophylaxis of pulmonary embolism. World J Surg 2:19–25
14. Bergentz SE, Eiken O, Nilsson IM (1961) The effect of dextran of various molecular weight on the coagulation in dogs. Thromb Diath Haemorrh 6:15–24
15. Bergentz SE, Falkheden T, Olsson S (1965) Diuresis and urinary viscosity in dehydrated patients: Influence of dextran 40,000 with and without mannitol. Ann Surg 161:582–586
16. Bergqvist D, Efsing HO, Hallböök T, Hedlund T (1979) Thromboembolism after elective and post-traumatic hip surgery – A controlled prophylactic trial with dextran 70 and lowdose heparin. Acta Chir Scand 145:213–218
17. Björksten B, Hattevig G, Kjellman B, Richter W (1982) Dextran-reactive antibodies in healthy infants and toddlers – Relation to type of feeding. Int Arch Allergy Appl Immunol 69:174–178
18. Black D (1979) The paradox of medical care. JR Coll Physicans Lond 13:57–65
19. Blanloeil Y, Baron D, Pinaud M, Desjars P, Nicolas F (1981) Chocs anaphylactoides secondaires à la perfusion d'une gelatine fluide modifiée. Six observations. Anesth Analg (Paris) 38:275–280
20. Blomberg B, Geckeler WR, Weigert M (1972) Genetics of the antibody response to dextran in mice. Science 177:178–180
21. Böttiger LE, Furhoff AK, Holmberg L (1979) Fatal reactions to drugs. Acta Med Scand 205:451–456
22. Bonnar J, Walsh J (1972) Prevention of thrombosis after pelvic surgery by British dextran 70. Lancet I:614–616
23. Boon J, Jesch F, Ring J, Meßmer K (1976) Intravascular persistence of hydroxyethylstarch in man. Eur Surg Res 8:497–503
24. Burden AC, Stacey RL, Windle R, Wood RFM, Bell PRF (1977) Is dextran 70 a lymphocyte mitogen? Lancet II:688–689

25. Byar DP, Simon RM, Friedewald WT et al. (1976) Randomized clinical trials. Perspectives on some recent ideas. N Engl J Med 295:74–80
26. Cargill WH, Brunner HD (1951) Metabolism of C^{14}-labelled dextran in the mouse. J Pharmacol Exp Ther 103:339
27. Carlin G, Modig J, Saldeen T (1979) Effects of infusion of dextran 70 on fibrinolysis inhibition activity in human serum. Acta Chir Scand 145:129–131
28. Carlsson C, Gustafson I, Nilsson E, Nordström L, Persson PO, Söderberg M (1972) Anafylaktoid reaktion pa dextran. Läkartidningen 69:3690–3692
29. Chen JC, Leon MA (1976) The immune response to dextran in balb/c mice. I. Modification of "thymus-independent" response by the T-cell mitogen concanavalin A. J Immunol 166:416–422
30. Cisar J, Kabat EA, Dorner ME, Liao J (1975) Binding properties of immunoglobulin combining sites spezific for terminal or nonterminal antigenic determinants in dextran. J Exp Med 142:435–459
31. Coombs RRA, Gell PGH (1975) Classification of allergic reactions responsible for clinical hypersensitivity and disease. In: Gell PGH, Coombs RRA, Lachmann PJ (eds) Clinical aspects of immunology, 3rd edn. Blackwell, Oxford, pp 761–781
31a. Comberg HU (1984) Prophylaxe der Dextrananaphylaxie durch Haptendextran. Dtsch Med Wochenschr 109:36–37
32. Coutinho A, Möller G, Richter W (1974) Molecular basis of B-cell activation. I. Mitogenicity of native and substituted dextrans. Scand J Immunol 3:321–338
33. Cranberg L (1979) Do retrospective controls make clinical trials inherently fallacious? Br Med J II:1265–1266
34. Cronberg S, Robertson B, Nilsson, IM, Nilehn JE (1966) Suppressive effect of dextran on platelet adhesiveness. Thromb Diath Haemorrh 16:384–394
35. Cunnington P, Orr TSC (1980) Ist die Hapten-Hemmung bei der Infusion von Dextran-Lösungen wirksam? Anaesthesist 29:159–160
36. Cunnington PG, Blackshow RM, Sykes IK (1980) Clinical dextrans lack mitogenic activity for normal human lymphocytes in vitro. Int Arch Allergy Appl Immunol 63:195–200
37. Dhall RZ, Bryce NAJ, Dhall DP (1976) Effects of dextran on the molecular structure and tensile behaviour of human fibrin. Thromb Haemostas 35:737–745
38. Doll R, Peto R (1980) Randomized controlled trials and retrospective controls. Br Med J 280:44
39. Duncan PG, Cullan BF (1976) Anaesthesia and immunology. Anesthesiology 45:522–538
40. Edberg SC, Melnik G (1974) The allergenic cross-reactivity of antisera made against different molecular weights of a homopolymer, dextran. Experientia 30:298–299
41. Edwards AM, Holland A (1980) Prevention of dextran-induced anaphylactoid reactions by hapten inhibition. Lancet I:1307
42. Engberg A (1976) Effects of dextran 40 on the proximal renal tubule. Studies on transfer maxima of glucose and hippuran in the rat. Acta Chir Scand 142:172–180
43. Feest TG (1976) Low molecular weight dextran: A continuing cause of acute renal failure. Br Med J II:1300
44. Fernandez C, Liebermann R, Möller G (1979) The immune response to the alpha 1–6 epitope of dextran is determined by a gene linked to the IgCH locus. Scand J Immunol 10:77–80
45. Fisher M Mc D, Dicks J (1979) Volume replacement in acute anaphylactoid reactions. Anaesth Intensive Care 7:375–376
46. Flatau E, Resnitzky P (1980) Fatal anaphylactoid reaction after dextran 40 administration. JAMA 243:1035–1036
47. Flemström G, Marsden NVB, Richter W (1976) Passive cutaneous anaphylaxis in guinea pigs elicited by gastric absorption of dextran induced by acetylsalicylic acid. Int Arch Allergy Appl Immunol 51:627–636
48. Freeman MK (1979) Fatal reaction to haemaccel. Anaesthesia 34:341–343
49. Frey R, Fischer F, Hutschenreuter K (1975) Vorsichtsmaßnahmen bei der Anwendung kolloidaler Volumenersatzmittel. Dtsch Ärztebl 72:637
50. Friberg U, Graf W, Aberg B (1951) On the histochemistry of partly hydrolized bacterial dextran. Scand J Clin Lab Invest 3:221–227
51. Furhoff AK (1977) Anaphylactoid reaction to dextran – A report of 133 cases. Acta Anaesthesiol Scand 21:161–167

52. Gelin LE, Ingelman B (1961) Rheomacrodex – a new dextran solution for rheological treatment of impaired capillary flow. Acta Chir Scand 122:294–302
53. Gelin LE, Salvell L, Zederfeld B (1961) The plasma volume expanding effect of low viscous dextran and macrodex. Acta Chir Scand 122:309–323
54. Glynn LE, Holborrow EG, Johnson GD (1954) The relationship of polymer size and sulphation to the haptenic specifity of dextran. J Pathol 68:205–220
55. Gözsy B, Kato L (1963) Investigations into the mechanism of dextran-induced edema in rats. Can J Biochem Physiol 41:1855–1863
56. Gold ER, Fudenberg HH (1967) Chromic chloride: A coupling reagent for passive hemagglutination reactions. J Immunol 99:859–866
57. Goodman JW, Kabat EA (1960) Immunochemical studies on cross-reactions of antipneumococcal sera. III. The effect of variation in molecular weight of the cross reactivity of dextran with type II antipneumococcal serum. J Immunol 85:342–346
58. Grabar P (1955) Reactions de divers serum normaux avec des substances macromoleculaires naturelles ou synthetiques. Ann Inst Pasteur 88:11–23
59. Gregori M (1980) Der Weg zur Prophylaxe von Dextran – Nebenwirkungen durch Hapten. Klinikarzt 9:838–840
60. Grönwall A (1959) Antigenicity of Swedish clinical dextran (Macrodex). Acta Soc Med Upsal 64:244–246
61. Grönwall A, Ingelman B (1944) Untersuchungen über Dextran und sein Verhalten bei parenteraler Zufuhr, I. Acta Physiol Scand 7:97–107
62. Grönwall A, Ingelman B (1945) Untersuchungen über Dextran und sein Verhalten bei parenteraler Zufuhr, II. Acta Physiol Scand 9:1–27
63. Grönwall A, Ingelman B (1945) Dextran as a substitute for plasma. Nature 155:45
64. Grotte G (1956) Passage of dextran molecules across the blood-lymph barrier. Dissertation. Acta Chir Scand [Suppl] 211:1–84
65. Gruber UF (1968) Blutersatz. Springer, Berlin Heidelberg New York
66. Gruber UF (1981) Thromboembolieprophylaxe mit Dextran. In: Vinazzer H (Hrsg) Anaesthesiologie und Intensivmedizin, Bd 134. Springer, Berlin Heidelberg New York, S 194–204
67. Gruber UF (1982) Prevention of fatal postoperative pulmonary embolism by heparin dihydroergotamine or Dextran 70. Br J Surg [Suppl] 69:54–58
68. Gruber UF, Saldeen T, Brokop T et al. (1980) Incidences of fatal postoperative pulmonary embolism after prophylaxis with dextran 70 and low-dose heparin: An international multicentre study. Br Med J 280:69–72
69. Gruber UF, Allemann U, Gerber H, Wettler H (1982) Erster direkter Vergleich der allergischen Nebenwirkungen des Dextrans mit und ohne Hapten. Schweiz Med Wochenschr 112:605–612
70. Gruber UF, Allemann U, Rudin M, Wettler H, Gerber H (1982) Anaphylaktische Reaktionen nach Dextran. In: Henschel WF (Hrsg) Notfallsituationen bei der Intensivbehandlung. Zuckschwert, München, S 118–128
71. Gruber UF, Wettler H, Allemann U, Gerber H, Laubenthal H, Meßmer K (1982) Prophylaxe allergischer Dextran-Reaktionen durch Vorinjektion von 20 ml Hapten bei 12000 Patienten in der Schweiz. Schweiz Rundschau Med (Praxis) 71:1092–1100
72. Hämmerling U, Westphal O (1967) Synthesis and use of O-stearoyl polysaccharides in passive hemagglutination and hemolysis. Eur J Biochem 1:46–50
73. Hänsch G, Rother U, Basedow AM, Ebert KH (1979) Activation of complement by dextran. IRCS Med Sci 7:199
74. Hedin H (1977) Dextran-induced anaphylactoid reactions in man. Immunological in vitro and in vivo studies. Doctoral thesis, Acta Univers Upsal 432
75. Hedin H, Richter W (1982) Pathomechanisms of dextran-induced anaphylactoid/anaphylactic reactions in man. Int Arch Allergy Appl Immunol 68:122–126
76. Hedin H, Smedegård G (1979) Complement profiles in monkeys subjected to aggregate (immune complex) anaphylaxis, and following injection of soluble and particulate polysaccharides. Int Arch Allergy Appl Immunol 60:286–294
77. Hedin H, Richter W, Ring J (1976) Dextran-induced anaphylactoid reactions in man. Role of dextran-reactive antibodies. Int Arch Allergy Appl Immunol 52:145–159

78. Hedin H, Kraft D, Richter W, Scheiner O, Devey M (1979) Dextran reactive antibodies in patients with anaphylactoid reactions to dextran. Immunobiology 156:289–290
79. Hedin H, Richter W, Meßmer K, Renck H, Ljungström KG, Laubenthal H (1981) Incidence, pathomechanism and prevention of dextran-induced anaphylactoid/anaphylactic reactions in man. Dev Biol Stand 48:179–197
80. Hehre EJ, Neill JM (1946) Formation of serologically reactive dextrans by streptococci from subacute bacterial endocarditis. J Exp Med 83:147–163
81. Hehre EJ, Sugg JY (1950) Serological reactivity of dextran plasma substitute. Fed Proc 9:383
82. Hehre EJ, Sugg JY, Neill JM (1952) The serological activity of dextrans. Ann NY Acad Sci 55:467–470
83. Heidelberger M, Jahrmärker H, Björklund B, Adams J (1957) Cross reactions of polyglucoses in antipneumococcal sera. III. Reactions in horse sera. J Immunol 78:419–426
84. Heidenreich O, Mühlen K aus der, Heintze K (1975) Die Wirkung der Plasmaersatzmittel Hydroxyäthylstärke und Dextran 60 auf die Nierenfunktion von Hunden beim akuten hämorrhagischen Schock. Anaesthesist 24:239–243
85. Hendren TH, Hardin CA (1964) Low molecular dextran effect on temporary renal ischemia. Arch Surg 88:206–208
86. Hint H (1968) The pharmacology of dextran and the pathophysiological background for the clinical use of rheomacrodex and macrodex. Acta Anaesthesiol Belg 19:119–138
87. Hoene R, Swineford O, Quelch S (1961) Desensitization with haptens. J Allergy 32:381–391
88. Hohl MK, Lüscher KP, Tichy J, Stiner M, Fridrich R, Gruber UF, Käser O (1980) Prevention of postoperative thromboembolism by dextran 70 or low-dose heparin. Obstet Gynecol 55:497–500
89. Howard JG, Vicari G, Courtenay BM (1975) Influence of molecular structure on the tolerogenicity of bacterial dextrans. I. The α 1–6-linked epitope of dextran B 512. Immunology 29:585–597
90. Ingelman B (1947) Dextran and its use as a plasma substitute. Acta Chem Scand 1:731–738
91. Ingelman B, Grönwall A, Gelin LE, Eliasson R (1969) Properties and application of dextrans. Almqvist & Wiksell, Stockholm
92. Isbister JP, Fisher M McD (1980) Adverse effects of plasma volume expanders. Anaesth Intensive Care 8:145–151
93. Ishizaka K (1970) Human reaginic antibodies. Annu Rev Med 21:187–200
94. Ivanyi L (1977) The mitogenicity of dextrans for B lymphocytes in man. Clin Immunol Immunopathol 7:123–129
95. Ivarsson L, Rudenstam CM (1975) Dextrans and the formation of pulmonary metastases after intravenous tumor cell injection in rats non-sensitive to dextran. Eur Surg Res 7:326–340
96. Jacobsson L (1959) Studies on partially hydrolized dextran with special reference to its use for plasma volume determination in man. Doctoral thesis. University Uppsala
97. Jacobsson L, Wikström R (1958) The detection of dextran-reacting antibodies in human serum. Acta Soc Med Upsal 63:180–187
98. Jeanes A, Haynes WC, Wilham CA et al. (1954) Characterization and classification of dextrans from ninetysix strains of bacteria. J Am Chem Soc 76:5041–5052
99. Jesch F, Hübner G, Zumtobel V, Zimmermann M, Meßmer K (1979) Hydroxyäthylstärke (HÄS 450/0,7) in Plasma und Leber. Konzentrationsverlauf und histologische Veränderungen beim Menschen. Infusionsther 6:112–117
100. Johnson U, Laurell AB (1974) Activation of complement in anaphylactoid reactions in connection with infusion of dextran. Scand J Immunol 3:673–676
101. Johnston D (1979) Einige „Fallgruben" bei der Durchführung prospektiver kontrollierter randomisierter Studien. Chirurg 50:276–279
102. Judd D, Harendeen T, Shumacker HB Jr (1964) Influence of mannitol and low molecular weight dextran upon renal blood flow. Surgery 56:529–532
103. Kabat EA (1954) Some configurational requirements and dimensions of the combining site on an antibody to a naturally occuring antigen. J Am Chem Soc 76:3709–3713
104. Kabat EA (1957) Size and heterogenicity of the combining sites on an antibody molecule. J Cell Comp Physiol [Suppl 1] 50:79–102
105. Kabat EA (1960) The upper limit for the size of the human antidextran combining site. J Immunol 84:82–85

106. Kabat EA (1961) Inhibition reactions. In: Kabat EA, Mayer MM (eds) Experimental immunochemistry, 2nd ed. Thomas, Springfield, pp 241–267
107. Kabat EA (1966) The nature of an antigenic determinant. J Immunol 97:1–11
108. Kabat EA, Berg D (1952) Production of precipitins and cutaneous sensitivity in man by injection of small amounts of dextran. Ann NY Acad Sci 55:471–476
109. Kabat EA, Bezer AE (1958) The effect of variation in molecular weight on the antigenicity of dextran in man. Arch Biochem Biophys 78:306–318
110. Kabat EA, Turino GM, Tarrow AB, Maurer PH (1957) Studies on the immunochemical basis of allergic reactions to dextran in man. J Clin Invest 36:1160–1170
111. Khosropour R, Cerni C, Lackner F, Watzek C (1983) Der Einfluß von Dextran 60000 (D 60) und Hydroxyäthylstärke 450000 (HÄS 450) auf die Lymphozytentransformation. Anaesthesist 32:25–27
112. Kline A, Hughes LE, Campbell H, Williams A, Zlosnick J, Leach KG (1975) Dextran 70 in prophylaxis of thromboembolic disease after surgery: A clinically oriented randomized double-blind trial. Br Med J XI:109–112
113. Klövekorn WP, Sunder-Plassmann L, Siegle M, Meßmer K (1974) Austauschtransfusionen mit Kolloiden bei akuter Polycythämie. Anaesthesist 23:142–149
114. Kohen M, Mattikow M, Middleton E, Butch DW (1970) A study of three untoward reactions to dextran. J Allergy 46:309–314
115. Kraft D, Wilson DV, Devey ME (1976) Penicillin allergy studies by a modified red cell-linked antigen-antiglobulin reaction. Int Arch Allergy Appl Immunol 52:248–256
116. Kraft D, Hedin H, Richter W, Scheiner O, Rumpold H, Devey ME (1982) Immunoglobulin class and subclass distribution of dextran reactive antibodies in human reactors and non reactors to clinical dextran. Allergy 37:481–489
117. Laaff H, Giertz H, Hahn F, Wirth B (1966) Zum Mechanismus der Dextranwirkung bei der Ratte. Arch Int Pharmacodyn 162:30–39
118. Lahnborg G, Berghem L, Jarstrand C (1979) Effect of dextran infusion on the phagocytic and metabolic functions of the reticuloendothelial system in man. Acta Chir Scand [Suppl] 489:271–277
119. Lakin JD, Blocker TJ, Strong DM, Yocum MW (1978) Anaphylaxis to protamine sulfate mediated by a complement-dependent IgG antibody. J Allergy Clin Immunol 61:102–107
120. Landsteiner K (1921) XV. Mitteilung über Antigene. Biochem 119:294–306
121. Langrehr D, Singbartl G, Neuhaus R (1975) Nebenwirkungen nach Dextran- und Gelatinepräparaten in der Infusionstherapie. Klinische Erfahrungen bei der anaphylaktoiden Sofortreaktion. In: Ahnefeld FW, Bergmann H, Burri C, Dick W, Halmágyi M, Rügheimer E (Hrsg) Klinische Anästhesiologie und Intensivtherapie, Bd 9: Indikation, Wirkung und Nebenwirkung kolloidaler Volumenersatzmittel. Springer, Berlin Heidelberg New York, S 73–87
122. Laubenthal H, Meßmer K (1981) Kommentar zu: Russ W, Börner U, Lüben V: Schwerste anaphylaktoide Reaktion nach Infusion von 10%iger Hydroxyäthylstärke während der Narkose. Intensivmed Prax 4:64–65
123. Laubenthal H, Peter K, Hedin H, Richter W, Meßmer K (1980) Specific hapten inhibition for prevention of dextran-induced anaphylactoid reactions – Clinical results. Eur Surg Res [Suppl 1] 12:68–69
124. Laubenthal H, Hedin H, Richter W, Peter K, Kraft D, Meßmer K (1981) Scope and limitation of preventing dextran-induced aggregate anaphylaxis by hapten inhibition in man. Eur Surg Res 13:24–25
125. Laubenthal H, Hedin H, Richter W, Peter K, Seemann C, Meßmer K (1981) Hapten inhibition of dextran-induced anaphylactoid reactions: A clinical study. In: Ring J, Burg G (eds) New trends in allergy. Springer, Berlin Heidelberg New York, pp 285–286
126. Laubenthal H, Peter K, Seemann C, Richter W, Meßmer K (1981) Anaphylaktoide Reaktionen nach Dextran. III. Vorläufige Ergebnisse einer multizentrischen Studie zur klinischen Haptenhemmung. Beitr Infusionsther Klin Ernaehr 8:82–90
127. Laubenthal H, Peter K, Meßmer K (1982) Unverträglichkeitsreaktionen auf kolloidale Plasmaersatzlösungen. Anästh Intensivmed 23:26–33
128. Laubenthal H, Peter K, Meßmer K (1982) Schlußwort der Autoren zur Stellungnahme von E. Waldhausen zu „Unverträglichkeitsreaktionen auf kolloidale Plasmaersatzlösungen" von Laubenthal H, Peter K und Meßmer K. Anästh Intensivmed 23:272

129. Laubenthal H, Peter K, Richter W, Kraft D, Selbmann HK, Meßmer K (1983) Anaphylaktoide/ anaphylaktische Reaktionen auf Dextran: Pathomechanismus und Prophylaxe. Diagn Intensivther 8:4–14

129a. Laubenthal H, Peter K, Gruber UF, Gerber H, Meßmer K (1984) Multizentrische klinische Studie mit monovalentem Haptendextran in der Bundesrepublik Deutschland und in der Schweiz. In: Mayrhofer O, Steinbereithner K, Bergmann H (Hrsg) Beiträge zur Anaesthesiologie und Intensivmedizin, Bd 3: Fortschritte der Dextran-Therapie. Maudrich, Wien München Bern, S 43–55

129b. Laubenthal H, Peter K, Meßmer K (1984) Kommentar zu Comberg HU (1984) Prophylaxe der Dextrananaphylaxie durch Haptendextran. Dtsch Med Wochenschr 109:36–38

129c. Laubenthal H, Richter W, Hedin H, Selbmann HK, Peter K, Meßmer K (1984) Stellungnahme zu „Herzstillstand unter Dextraninfusion trotz Haptenhemmung" von B. Schöning, K. Sommer, H. Koch, Anästh Intensivther Notfallmed 19 (1984) 34–38. Anästh Intensivther Notfallmed 19:261– 263

130. Lawin P (1982) Prophylaxe dextran-induzierter anaphylaktoider Reaktionen. Dtsch Med Wochenschr 107:113–114

131. Laxenaire MC, Jacob F, Noel P (1976) Accidents anaphylactoïdes liés a l'emploi de dextran de poids moléculaire 40000. Ann Anesthesiol Fr 17:101–104

132. Lee KL, McNeer JF, Starmer CF, Harris PH, Rosati RA (1980) Lessons from a simulated randomized trial in coronary artery disease. Circulation 61:508–515

133. Leikola J, Koistinen J, Lehtinen M, Virolainen M (1973) IgA-induced anaphylactic transfusion reactions: A report of four cases. Blood 42:111–119

134. Leon MA (1960) The reaction between dextrans and the properdin-complement system. I. Inhibition by excess dextran. J Immunol 85:190–196

135. Lindblad G, Falk J (1976) Konzentrationsverlauf von Hydroxyäthylstärke und Dextran in Serum und Lebergewebe von Kaninchen und die histopathologischen Folgen der Speicherung von Hydroxyäthylstärke. Infusionsther 3:301–303

136. Ljungström KG, Renck H, Hedin H, Richter W, Rosberg B (1983) Prevention of dextran-induced anaphylactic reactions by hapten inhibition. I. A Scandinavian multicenter study on the effects of 10 ml dextran 1, 15%, administered before dextran 70 or dextran 40. Acta Chir Scand 149:341–348

137. Ljungström KG, Renck H, Strandberg K, Hedin H, Richter W, Widerlöf E (1983) Adverse reactions to dextran in Sweden 1970–1979. Acta Chir Scand 149:253–262

138. Lorenz W, Rohde H (1979) Prospektive, kontrollierte Studien in der Chirurgie. Kontroverse Standpunkte zur Motivierung und Durchführung. Klin Wochenschr 57:301–310

139. Lorenz W, Doenicke A, Meßmer K et al. (1976) Histamine release in human subjects by modified gelatin (Haemaccel) and dextran: An explanation for anaphylactoid reactions observed under clinical conditions? Br J Anaesth 48:151–165

140. Lorenz W, Doenicke A, Schöning B, Karges H, Schmal A (1981) Incidence and mechanisms of adverse reactions to polypeptides in man and dog. Dev Biol Standard 48:207–234

141. Lundsgaard-Hansen P, Tschirren B (1980) Anaphylaktoide Reaktionen auf 102787 Einheiten Gelatine. Allergologie 3:76–78

142. Matheson NA (1966) Renal failure with low-molecular-weight dextran. Br Med J II:1198

143. Matheson NA (1976) Les macromolecules et le rein. Anesth Analg Rean 33:615–619

144. Matthiessen H von, Tempel G, Kolb E (1977/78) Anaphylaktoide Reaktion nach Hydroxyäthylstärke. Anästh Prax 14:61–63

145. Maunsbach AB, Madden SC, Latta H (1962) Light and electron microscopic changes in proximal tubules of rats after administration of glucose, mannitol, sucrose or dextran. Lab Invest 11:421–432

146. Maurer PH (1953) Dextran, an antigen in man. Proc Soc Exp Biol Med 83:879–884

147. Mendler C (1981) Haptenhemmung der dextran-induzierten anaphylaktischen Reaktion beim Hund. Med Dissertation, Universität München

148. Meßmer K (1975) Hemodilution. Surg Clin North Am 55:659–679

149. Meßmer K (1981) Compensatory mechanisms of acute dilutional anemia. Bibl Haematologica 47:31–42

150. Meßmer K (1983) Plasma substitutes and indications for their use. In: Tinker J, Rapin M (eds) Care of the critically ill patient. Springer, Berlin Heidelberg New York, pp 569–575

151. Meßmer K, Richter W, Takaori M (1984) Prinzip der Haptenhemmung zur Prophylaxe der Dextrananaphylaxie: Immunologische Aspekte. In: Mayrhofer O, Steinbereithner K, Bergmann H (Hrsg) Beiträge zur Anaesthesiologie und Intensivmedizin, Bd 3: Fortschritte der Dextran-Therapie. Maudrich, Wien München Bern, S 15–27

152. Meßmer K, Sunder-Plassmann L (1974) Hemodilution. Prog Surg 13:208–245

153. Meßmer K, Lorenz W, Sunder-Plassmann L, Klövekorn WP, Hutzel M (1970) Histamine release as cause of acute hypotension following rapid colloid infusion. Naunyn Schmiedebergs Arch Pharmacol 267:433–445

154. Meßmer K, Sunder-Plassmann L, Klövekorn WP, Holper K (1972) Circulatory significance of hemodilution: Rheological changes and limitations. In: Harders H (ed) Advances in microcirculation, Vol 4. Karger, Basel New York, pp 1–77

155. Meßmer K, Ljungström KG, Gruber UF, Richter W, Hedin H (1980) Prevention of dextran-induced anaphylactoid reactions by hapten inhibition. Lancet I:975

156. Meßmer K, Seemann C, Richter W, Hedin H, Laubenthal H (1981) Anaphylaktoide Reaktionen nach Dextran. II. Tierexperimentelle Untersuchungen zum Prinzip der Haptenhemmung Beitr Infusionsther Klin Ernaehr 8:66–81

157. Meßmer K, Laubenthal H, Peter K, Richter AW, Hedin H (1982) Prophylaxe dextran-induzierter anaphylaktoider Reaktionen. Dtsch Med Wochenschr 107:917

158. Meuret GH, Schindler HFO (1983) Calcium-Antagonismus – Ein neues pharmakologisches Prinzip in der Reanimation. Vergleich von Calcium und Calcium-Antagonisten. Schweiz Med Wochenschr 113:1153–1157

159. Meuret GH, Lenders HG, Schindler HFO, Scholler KL (1983) Orciprenalin (Alupent[R]) in der Reanimation nach Kreislaufstillstand? Experimenteller Vergleich zwischen Orciprenalin und Adrenalin an Hunden. Anaesthesist 32:352–358

160. Meuret GH, Lenders HG, Scholler KL (1983) Sind β-sympathikomimetische Substanzen in der Reanimation sinnvoll? Schweiz Med Wochenschr 113:1148–1152

161. Misgeld V, Mende C (1974) Dextranunverträglichkeit. Med Klin 69:1452–1455

162. Morgan TO, Little JM (1967) Renal failure and low-molecular-weight dextran. Br Med J I:635

163. Morgan TO, Little JM, Evans WA (1966) Renal failure associated with low-molecular weight dextran infusion. Br Med J II:737–739

164. Müller R, Dietzel W (1972) Bericht über einen allergischen Schock nach Infusion von Haemaccel. Anaesth Inform 8:335–337

165. Müller-Eberhard HJ (1976) The serum complement system. In: Miescher PA, Müller-Eberhard HJ (eds) Textbook of immunopathology, 2nd edn. Grune & Stratton, New York, pp 45–73

166. Neill JM, Hehre EJ, Sugg JY, Jaffe E (1939) Serological studies on sugar. I. Reactions between solutions of reagent sucrose and type II antipneumococcus serum. J Exp Med 70:427–442

167. Neill JM, Sugg JY, Hehre EJ, Jaffe E (1941) Influence of sucrose upon production of serologically reactive material by certain streptococci. Proc Soc Exp Biol Med 47:339–344

168. Nilsson IM, Eiken O (1964) Further studies on the effect of dextran of various molecular weight on the coagulation mechanism. Thromb Diath Haemorrh 11:38–50

169. Ovary Z (1965) PCA reaction and its elicitation by specific immunoglobulin species and fragments. Fed Proc 24:94–97

170. Palosuo T, Milgrom F (1981) Appearance of dextrans and antidextran antibodies in human sera. Int Arch Allergy Appl Immunol 65:153–161

171. Paulini K, Sonntag W (1976) Veränderungen des RHS der Ratte nach parenteraler Gabe von Dextran (M_W 40000) und Hydroxyäthylstärke (M_W 40000) – Chemische, licht- und elektronenmikroskopische Untersuchungen. Infusionsther 3:294–299

172. Pavek K (1977) Anaphylactic shock in the monkey: Its hemodynamics and mediators. Acta Anaesthesiol Scand 21:293–307

173. Pavek K, Wegmann A (1981) Pathophysiologie des anaphylaktischen und anaphylaktoiden Schocks. Eine kooperative, retrospektive Studie. Fortschr Med 99:1994–1999

174. Pavek K, Wegmann A, Nordström L, Schwander D (1982) Cardiovascular and respiratory mechanisms in anaphylactic and anaphylactoid shock reactions. Klin Wochenschr 60:941–947

174a. Peter K, Laubenthal H, Gruber UF,Meßmer K (1984) Klinische Aspekte der Hemmung der Dextrananaphylaxie mit monovalentem Haptendextran. In: Mayrhofer O, Steinbereithner K, Bergmann H (Hrsg) Beiträge zur Anaesthesiologie und Intensivmedizin, Bd 3: Fortschritte der Dextran-Therapie. Maudrich, Wien München Bern, S 28–42

174b. Pfeifer U, Kult J, Förster H (1984) Ascites als Komplikation hepatischer Speicherung von Hydroxyethylstärke (HES) bei Langzeitdialyse. Klin Wochenschr 62:862–866

175. Pillemer L, Schoenberg MD, Blum L, Wurz L (1955) Properdin system and immunity. II. Interaction of the properdin system with polysaccharides. Science 122:545–549

176. Pineda AA, Taswell HF (1975) Transfusion reactions associated with anti-IgA antibodies: Report of four cases and review of the literature. Transfusion 15:10–15

177. Renck H, Ljungström KG, Hedin H, Richter W (1983) Prevention of dextran-induced anaphylactic reactions by hapten inhibition. III. A Scandinavian multicenter study on the effect of 20 ml dextran 1, 15%, administered before dextran 70 or dextran 40. Acta Chir Scand 149:355–360

178. Renck H, Ljungström KG, Rosberg B, Dhuner KG, Dahl S (1983) Prevention of dextran-induced anaphylactic reactions by hapten inhibition. II. A comparison of the effects of 20 ml dextran 1, 15%, administered either admixed to or before dextran 70 or dextran 40. Acta Chir Scand 149: 349–353

179. Revenäs B, Smedegård G, Arfors KE (1979) Anaphylaxis in the monkey: Respiratory mechanics, adic-base status and blood gases. Acta Anaesthesiol Scand 23:278–284

180. Revenäs B, Smedegård G, Hedin H, Richter W, Saldeen T (1980) Immune complex mediated ana-. phylactic shock in humans? In: Rügheimer E, Wawersik J, Zindler M (eds) Volume of abstracts of the 7th World Congress of anaesthesiologists. Excerpta Medica, Amsterdam, pp 95–96

181. Revenäs B, Smedegård G, Saldeen T, Fredholm BB, Strandberg K (1981) Anaphylactic shock in monkeys passively sensitized with human reagenic serum. II. Respiratory mechanics, hematology and metabolism. Acta Physiol Scand 111:249–257

182. Richet C (1904) De l'anaphylaxie ou sensibilité croissante des organismes à des doses successives de poison. Arch Fisiol 1:129–142

183. Richter W (1970) Absence of immunogenic impurities in clinical dextran tested by passive cutaneous anaphylaxis. Int Arch Allergy 39:469–478

184. Richter W (1971) Hapten inhibition of passive antidextran dextran anaphylaxis in guinea pigs. Role of molecular size in anaphylactogenicity and precipitability of dextran fractions. Int Arch Allergy 41:826–844

185. Richter W (1971) A simple method for quantitation of haptens using "indirect" single radial immunodiffusion. J Immunol 107:948–952

186. Richter W (1972) Minimal molecular size of dextran required to elicit heterologous passive cutaneous anaphylaxis. Int Arch Allergy 43:252–268

187. Richter W (1972) Micromethod for immunochemical quantitation of dextran and studies on role of antigen size in single radial immunodiffusion. Int Arch Allergy 43:700–715

188. Richter W (1973) Built-in hapten inhibition of anaphylaxis by the low molecular weight subfraction of a B 512 dextran fraction of M_w 3400. Int Arch Allergy 45:930–936

189. Richter W (1974) Cross-reactivity of synthetic linear dextran with anti-B 512 dextran. Int Arch Allergy 46:438–447

190. Richter AW (1980) A new immunochemical purity test for clinical dextran. Methodology and studies on clinical dextran preparations. Int Arch Allergy Appl Immunol 61:457–466

191. Richter AW (1981) The immune response to polysaccharides. In: Steffen C, Ludwig H (eds) Clinical immunology and allergology. Elsevier/North-Holland, Amsterdam, pp 235–246

192. Richter AW, Hedin HJ (1982) Dextran hypersensitivity. Immunol Today 3:132–138

193. Richter W, Kågedal L (1972) Preparation of dextran protein conjugates and studies of their immunogenicity. Int Arch Allergy 42:887–904

194. Richter W, Hedin H, Ring J (1977) Immunologische Befunde bei der Infusion kolloidaler Lösungen. Med Welt 28:1717–1719

195. Richter W, Hedin H, Meßmer K (1980) Ist die Hapten-Hemmung bei der Infusion von Dextranlösungen wirksam? Anaesthesist 29:444–445

196. Richter W, Hedin H, Ring J, Kraft D, Meßmer K (1980) Anaphylaktoide Reaktionen nach Dextran: I) Immunologische Grundlagen und klinische Befunde. Allergologie 3:51–58

197. Richter W, Seemann C, Hedin H, Ring J, Meßmer K (1980) Dextranunverträglichkeit. Immunologische, tierexperimentelle und klinische Studien Med Welt 31:365–369

198. Richter W, Hedin H, Kraft D, Meßmer K (1981) Anaphylaktoide Reaktionen nach Dextran. I. Immunologie des Pathomechanismus und der Haptenprophylaxe. Beitr Infusionsther Klin Ernaehr 8:54–65

199. Ring J (1978) Anaphylaktoide Reaktionen nach Infusion natürlicher und künstlicher Kolloide. In: Frey R, Kern F, Mayrhofer O (Hrsg) Anaesthesiologie und Intensivmedizin, Bd 111. Springer, Berlin Heidelberg New York

200. Ring J (1978) Lymphocyte transformation studies using B 512 dextran in dextran allergic patients and normals. Clin Immunol Immunopathol 11:288–291

201. Ring J, Meßmer K (1976) Anaphylaktoide Reaktionen nach Infusion kolloidaler Volumenersatzmittel. Internist Prax 16:579–588

202. Ring J, Meßmer K (1977) Incidence and severity of anaphylactoid reactions to colloid volume substitutes. Lancet I:466–469

203. Ring J, Meßmer K (1980) Kommentar zu „Inzidenz pathergischer Nebenwirkungen von Hydroxyäthylstärke (HES): Kritik einer Studie" von Schöning B (1980) in: Intensivbehandlung 5:138–144. Intensivbehandlung 5:144–155

204. Ring J, Richter W (1980) Wirkungsmechanismus unerwünschter Reaktionen nach Hydroxyäthylstärke (HÄS) und Humanalbumin. Allergologie 3:79–86

205. Ring J, Hedin H, Richter W, Jesch F, Meßmer K (1977) Immunological properties of a high molecular weight component from yeast cell autolysate in dogs and evaluation of its potential role in human dextran reactions. Eur Surg Res 9:338–346

206. Ring J, Laubenthal H, Meßmer K (1982) Incidence and classification of adverse reactions to plasma substitutes. Klin Wochenschr 60:997–1002

207. Rosenfeld EL, Lukomskaya IS (1957) The splitting of dextran and isomaltose by animal tissues. Clin Chim Acta 2:105–114

208. Russ W, Börner U, Lüben V (1981) Schwerste anaphylaktoide Reaktion nach Infusion von 10%iger Hydroxyäthylstärke während der Narkose. Intensivmed Prax 4:62–64

209. Sachs L (1978) Angewandte Statistik. Statistische Methoden und ihre Anwendung. Springer, Berlin Heidelberg New York

210. Sackett DL (1979) Bias in analytic research. J Chronic Dis 32:51–63

211. Samuelsson B (1983) Leukotrienes: Mediators of immediate hypersensitivity reactions and inflammation. Science 220:568–575

212. Schildt B, Bouveng R, Sollenberg M (1975) Plasma substitute induced impairment of the reticuloendothelial system function. Acta Chir Scand 141:7–13

213. Schmid-Schönbein H, Klose HJ, Volger E (1972) Effect of colloidal plasma substitutes on microrheology of human blood. In: Meßmer K, Schmid-Schönbein H (eds) Hemodilution. Theoretical basis and clinical application. Karger, Basel New York, pp 66–83

214. Schmidt H, Rieber W (1980) Häufigkeit und Schweregrad anaphylaktoider Reaktionen nach Gelatineinfusionen. Allergologie 3:71–75

215. Schöning B (1980) Inzidenz pathergischer Nebenwirkungen von Hydroxyäthylstärke (HES): Kritik einer Studie. Intensivbehandlung 5:138–144

216. Schöning B, Koch H (1975) Pathergiequote verschiedener Plasmasubstitute an Haut und Respirationstrakt orthopädischer Patienten. Anaesthesist 24:507–516

217. Schöning B, Lorenz W (1981) Prevention of allergoid (cutaneous anaphylactoid) reactions to polygeline (Haemaccel[R]) in orthopaedic patients by premedication with H_1- and H_2-receptor antagonists. Dev Biol Stand 48:241–249

218. Schöning B, Lorenz W, Doenicke A (1982) Prophylaxis of anaphylactoid reactions to a polypeptidal plasma substitute by H_1- plus H_2-receptor antagonists: Synopsis of three randomized controlled trials. Klin Wochenschr 60:1048–1055

218a. Schöning B, Sommer K, Koch H (1984) Herzstillstand unter Dextraninfusion trotz Haptenhemmung. Anästh Intensivther Notfallmed 19:34–38

219. Schwarz JA, Raschack M (1978) Verhinderung Antikörper-bedingter Dextran-Nebenwirkungen durch Hapten-Hemmung – Eine experimentelle Pilotstudie am wachen Hund. Allergologie 1:184

220. Schwarz JA, Koch W, Bühler V, Kaumeier S (1981) Pharmacokinetics of low molecular (monovalent) dextran (Dx 1) in volunteers. Int J Clin Pharmacol Biopharm 19:358–367

221. Schwarz JA, Rother U, Koch W, Raschack M, Till G (1981) Verhinderung Antikörper-bedingter Dextran-Nebenwirkungen durch Hapten-Hemmung mit Dextran 1 am Hund. Anaesthesist 30:297–303

222. Seemann C, Hedin H, Richter W, Ring J, Stippig S, Meßmer K (1978) Hapten inhibition of dextran-induced anaphylactoid reaction (DIAR). Eur Surg Res 10:295–296

223. Selbmann HK (1981) Die Handikaps der Beobachtungsstudien. Editorial. Münch Med Wochenschr 123:1288–1290

224. Sheffer AL (1973) Treatment of anaphylaxis. Postgrad Med 53:62–66

225. Smedegård G (1980) Anaphylactic shock. Pathophysiology of aggregate and cytotropic anaphylaxis in the monkey. Doctoral thesis, Acta Univers Upsal 548

226. Smedegård G, Revenäs B, Arfors KE (1979) Anaphylaxis in the monkey: Hemodynamics and blood flow distribution. Acta Physiol Scand 106:191–198

227. Smedegård G, Revenäs B, Saldeen T (1980) Aggregate anaphylaxis in the monkey. Haematological and histological findings. Int Arch Allergy Appl Immunol 61:117–124

228. Smith PL, Kagey-Sobotka A, Bleecker ER et al. (1980) Physiologic manifestations of human anaphylaxis. J Clin Invest 66:1072–1080

229. Stanworth DR (1970) Immunochemical mechanisms of immediate-type hypersensitivity reactions. Clin Exp Immunol 6:1–12

230. Strebel L, Siegler PE (1968) Experience with clinical testing of dextran solutions. Arch Surg 96:471–475

231. Sugg JY, Hehre EJ (1942) Reactions of dextrans of leuconostoc mesenteroides with the antiserums of leuconostoc and of types 2, 20 and 12 pneumococcus. J Immunol 43:119–128

232. Sunder-Plassmann L, Klövekorn WP, Meßmer K (1976) Präoperative Hämodilution: Grundlagen, Adaptationsmechanismen und Grenzen klinischer Anwendung. Anaesthesist 25:124–130

233. Takaori M, Ohtsuka R (1982) Dextran reactive antibody: Its titre distribution in Japanese. Kawasaki Med J 8:77–81

234. Tangen O, Wik KO, Almqvist IAM, Arfors KE, Hint HC (1972) Effects of dextran on the structure and plasmin-induced lysis of human fibrin. Thromb Res 1:487–492

235. Taussig MJ (1975) The antibody combining site. In: Hobart MJ, Connell Jan Mc (eds) The immune system, a course on the molecular and cellular basis of immunity. Blackwell, Oxford London Edinburgh Melbourne, pp 42–55

236. Terr AI (1978) Allergic diseases. In: Fudenberg HH, Stites DP, Caldwell JL, Wells JV (eds) Basic and clinical immunology, 2nd edn. Lange, Los Altos, pp 501–519

237. Thermann M, Doenicke A, Meßmer K, Hamelmann H, Reimann HJ, Lorenz W (1975) Histaminfreisetzung beim Menschen durch Plasmasubstitute auf Gelatine- und Dextranbasis: Ursache der anaphylaktischen Reaktionen in der Klinik. Langenbecks Arch Chir [Suppl] 435–437

238. Thompson WL (1976) Toxicities to dextrans. Transfusion 16:90

239. Thompson WL, Fukushima T, Rutherford RB, Walton RP (1970) Intravascular persistence, tissue storage and excretion of hydroxyethylstarch. Surg Gynecol Obstet 31:965–972

240. Thoren L (1978) Dextran as a plasma volume substitute. Prog Clin Biol Res 19:265–282

241. Thorsen G (1949) Dextran as a plasma substitute. Lancet I:132–134

242. Turner FP, Butler BC, Smith ME, Scudder J (1949) Dextran, an experimental plasma substitute. Surg Gynecol Obstet 88:661–675

243. Vandamme JP (1975) Severe and fatal reactions to rheomacrodex. Acta Chir Belg 5:531–535

244. Vickery AL (1956) The fate of dextran in tissues of the acutely wounded; a study of the histologic localization of dextran in tissues of Korean battle casualties. Am J Pathol 32:161–183

245. Waldhausen E (1981) Erwiderung zur Stellungnahme von F. W. Ahnefeld u. J. Kilian zu „Erfahrungen aus 31 anaphylaktoiden Reaktionen" von Waldhausen E, Marquardt B und Helms U. Anaesthesist 30:425–426

246. Waldhausen E, Brinke G, Nagel A, Lohmann R (1975) Allergische Reaktionen nach Dextraninfusionen. Anaesthesist 24:129–135

247. Waldhausen F, Marquardt B, Helms U (1981) Erfahrungen aus 31 anaphylaktoiden Reaktionen. Anaesthesist 30:47–51

248. Wallenius G (1954) Renal clearance of dextran as a measure of glomerular permeability. Dissertation. Acta Soc Med Ups [Suppl] 4:59–150

249. Weck AL de, Girard JP (1972) Specific inhibition of allergic reactions to penicillin in man by a monovalent hapten. II. Clinical studies. Int Arch Allergy 42:798–815
250. Weck AL de, Schneider CH (1972) Specific inhibition of allergic reactions to penicillin in man by a monovalent hapten. I. Experimental immunological and toxicologic studies. Int Arch Allergy 42:782–797
251. Wegmann A, Renker H (1976) Das Elektrokardiogramm im anaphylaktischen Schock des Menschen. Klin Wochenschr 54:453–459
252. Weinstein MC (1974) Allocation of subjects in medical experiments. N Engl J Med 291:1278–1285
252a. Weis KH (1983) Haemaccel^R 35: Nebenreaktionen in einer multizentrischen, prospektiven Studie. Anaesthesist 32:488–493
253. Weiss HJ (1967) The effect of clinical dextran on platelet aggregation, adhesion and ADP-release in man: In vivo and in vitro studies. J Lab Clin Med 69:37–46
254. Wells JV (1978) Immune mechanisms in tissue damage. In: Fudenberg HH, Stites DP, Caldwell JL, Wells JV (eds) Basic and clinical immunology, 2nd edn. Lange, Los Altos, pp 501–519
255. Wells JV, Buckley RH, Schanfield MS, Fudenberg HH (1977) Anaphylactic reactions to plasma infusions in patients with hypogammaglobulinemia and anti-IgA antibodies. Clin Immunol Immunopathol 8:265–271
256. West GB (1980) Dextran intolerance in rats. In: Dukor P, Kallos P, Schlumberger HD, West GB (eds) Pseudo-allergic reactions, vol 1: Genetic aspects and anaphylactoid reactions. Karger, Basel München New York, pp 108–128
257. West GB (1982) Definition and classification of adverse reactions to drugs and chemicals – Some genetic and environmental aspects. Klin Wochenschr 60:939–940
258. Wilkinson AW (1956) Dextran without reactions. Lancet II:604–606
259. Wilkinson AW, Storey JD (1953) Reactions to dextran. Lancet II:956–958
260. Yount WJ, Dorner MM, Kunkel HG, Kabat EA (1968) Studies on human antibodies. IV. Selective variations in subgroup composition and genetic markers. J Exp Med 127:633–646
261. Ziegler HK (1978) Sektionsbefund bei Dextranzwischenfall. Med Klin 73:1089–1090
262. Zozaya J (1932) Immunological reactions between dextran polysaccharides and some bacterial antisera. J Exp Med 55:353–360

Sachverzeichnis